JN051015

医療者のための

Excel入門

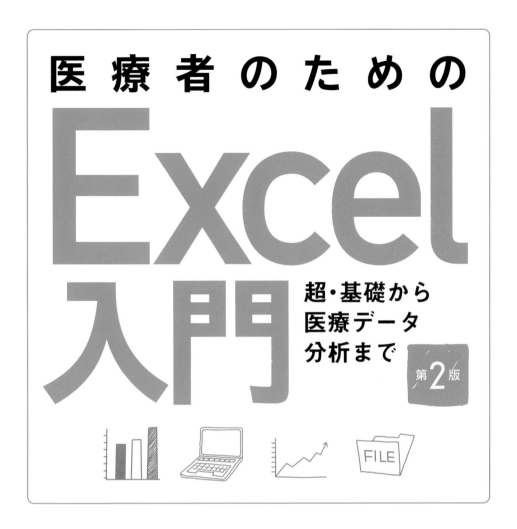

超・基礎から
医療データ
分析まで

第2版

田久浩志

国士舘大学大学院救急システム研究科教授
国士舘大学体育学部スポーツ医科学科教授

医学書院

医療者のための Excel 入門

—超・基礎から医療データ分析まで

発　行　2013 年 8 月 15 日　第 1 版第 1 刷
　　　　2018 年 3 月 15 日　第 1 版第 5 刷
　　　　2020 年 2 月 1 日　第 2 版第 1 刷Ⓒ
　　　　2023 年 8 月 1 日　第 2 版第 4 刷

著　者　田久浩志
　　　　　た　きゅうひろ　し

発行者　株式会社　医学書院

　　　　代表取締役　金原　俊

　　　　〒113-8719　東京都文京区本郷 1-28-23
　　　　電話　03-3817-5600(社内案内)

印刷・製本　三報社印刷

本書の複製権・翻訳権・上映権・譲渡権・貸与権・公衆送信権(送信可能化権を含む)は株式会社医学書院が保有します.

ISBN978-4-260-04079-2

本書を無断で複製する行為(複写,スキャン,デジタルデータ化など)は,「私的使用のための複製」など著作権法上の限られた例外を除き禁じられています.大学,病院,診療所,企業などにおいて,業務上使用する目的(診療,研究活動を含む)で上記の行為を行うことは,その使用範囲が内部的であっても,私的使用には該当せず,違法です.また私的使用に該当する場合であっても,代行業者等の第三者に依頼して上記の行為を行うことは違法となります.

JCOPY　〈出版者著作権管理機構　委託出版物〉

本書の無断複製は著作権法上での例外を除き禁じられています.複製される場合は,そのつど事前に,出版者著作権管理機構(電話 03-5244-5088,FAX 03-5244-5089,info@jcopy.or.jp)の許諾を得てください.

はじめに

　かつて筆者は羊土社から 1997 年に Macintosh 版の Excel を題材にした『Excel によるナース・ドクターのためのかんたんデータ整理法』という本を出し，その後，2000 年に看護師を対象にした『ナースのためのかんたん Excel ―在院日数分析・満足度解析なんかこわくない』を，2001 年に学部学生を対象にした『実力養成 Word & Excel ―らくらくレポート作成・データ集計』を出版しました。そして，本書の初版『医療者のための Excel 入門』（医学書院刊）を 2013 年に出版しました。

　初版刊行からこれまで，Excel は 2010 から 2013，2016，2019 と進化し，医療現場ではビッグデータの解析も広く行われるようになりました。またパソコンはより一層，一般的になり，個人がいろいろな場面で使うようになりました。

　しかし，学生時代に Excel の使い方を習っても，実際に利用する機会がないと，医療現場で Excel を使用する頃にはその使い方を忘れてしまいます。また，医療者の方がビジネス用の Excel 解説書で学習をしようとしても，扱うデータが医療分野とまるで異なるために，Excel を学ぶには困難がつきまといます。

　本書の初版は，筆者が以前に出した著書の内容を基本にし，医学部，看護学部，リハビリテーション学部，体育学部で行ってきた授業の内容や，現場の医療従事者の方の研究支援の経験，そして著者の専門の大規模データの解析で培ったノウハウをもとに作成しました。

　多職種連携で，データの解析を他の方に任せていては，その方の都合が悪くなったら，自分の解析が頓挫します。そこで，医療系学生や医療現場の方が，実際のデータを自分の手で解析し，そこで得た情報を自分の手で表現する，というのが本書のコンセプトです。

　今回の改訂では，Excel 2019 に合わせて画面の説明はすべて差し替えました。また，難しい操作に関しては説明を補足しました。さらに，今回は，とくに筆者が自分で使って便利だったノウハウを多く取り入れました。

　本書が医療者の皆様の日常業務や研究に少しでもお役に立てば幸いです。

2019 年 12 月

田久　浩志

本書の構成

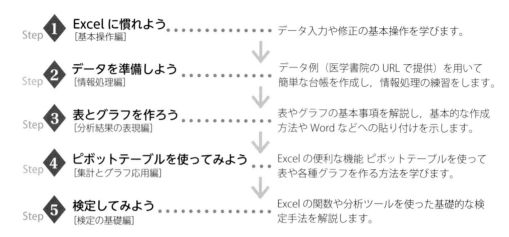

Step **1** Excel に慣れよう
[基本操作編] .... データ入力や修正の基本操作を学びます。

Step **2** データを準備しよう
[情報処理編] .... データ例（医学書院の URL で提供）を用いて
簡単な台帳を作成し，情報処理の練習をします。

Step **3** 表とグラフを作ろう
[分析結果の表現編] .... 表やグラフの基本事項を解説し，基本的な作成
方法や Word などへの貼り付けを示します。

Step **4** ピボットテーブルを使ってみよう
[集計とグラフ応用編] ... Excel の便利な機能 ピボットテーブルを使って
表や各種グラフを作る方法を学びます。

Step **5** 検定してみよう
[検定の基礎編] .... Excel の関数や分析ツールを使った基礎的な検
定手法を解説します。

本文中の表現について

本書は上記の 5 Step より構成されています。この構成を元に，たとえば Step 2 の 11
節を参照するときに，Step 2「11. データの形を変える」（73 頁）といった表記を用います。

Excel のバージョンと注意点（第 4 刷）

本書は 2019 年に Excel 2019 の機能をもとに執筆しました。この第 4 刷（2023 年）時
点で多く使われている Microsoft 365 の Excel，以前に使われていた Excel 2016 でも，
本書で示した基本的な使い方を学習できます。また，本書で示した Excel の多くの機能
は，Excel 2019 より前の Version でも動きます。ただし関数の名称が変更になったなど
の理由で，一部で動かない機能もある点をご了承ください。

練習用データの提供について

本書で使用した例題のデータは次のファイルです。

p47- 患者台帳 .xlsx

p73-Nurse.xlsx

p108- 患者満足度 .xlsx

p148- カプラン .xlsx

医学書院 Web サイトから入手できますので，学習に役立ててください。このファイ
ルは読者サービスとして提供するものであり，ユーザーサポート等は行わないことをあ
らかじめご了承ください。また，予告なくファイルの提供を終了することがあることも
悪しからずご承知おきください。

https://www.igaku-shoin.co.jp/prd/04079/

目次 CONTENTS

Step **4**　ピボットテーブルを使ってみよう　集計とグラフ応用編

Column

[装丁・本文デザイン] 明昌堂

Excelに慣れよう

Step 1 では，Excel での入力経験のある人が，入力や
ワークシートの修正に慣れるのを目的としています。

- セルの移動，ワークシートの修正や保存など
  ↳ 基本的な使い方
- 医療関係では日付や時間の計算をすることが多い
  ↳ 日時の扱い方
- 基本操作のみでできる関数の利用例
  ↳ ローン計算

この Step を終えると，Excel のデータ入力と修正
に必要な基本操作を学べます。

1 基本的メニュー

リボン

Excel が立ち上がると**図 1-1**のような初期画面が表示されます。画面上部にいろいろなコマンドが並んでいる場所をリボンとよび，コマンドごとにグループ化されています。リボンは機能ごとに分類されたタブ（**図 1-1** の①，以下同）で構成され，タブの中はいろいろなコマンドが並んでいます。

タブの中は，クリップボード，フォントなどのグループ（②）に分かれます。本書では，［クリップボード］［フォント］とかっこでくくってそのグループを示します。各グループの右下の小さな矢印（③）をクリックすると，詳細な設定（**図 1-2**）が出てきます。

データ入力では，さしあたってファイル，ホーム，挿入，ページレイアウトの4種類のタブがわかればよいでしょう。

図 1-1　画面上部のリボン

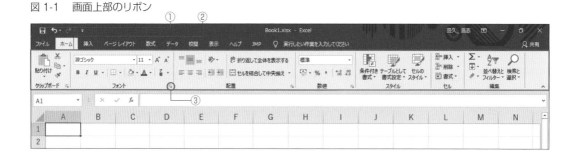

図 1-2　ホームタブのダイアログボックス

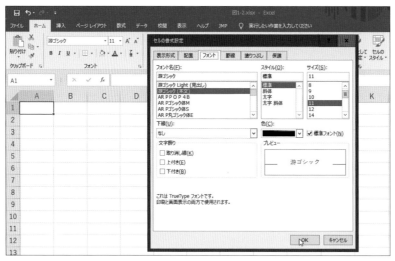

ファイルタブ（図1-3）

　ファイルタブでは，ファイルを新しく作る「新規」，作成済のファイルを使う「開く」，ファイルをしまう「閉じる」，既存のファイルを更新する「上書き保存」，名前を変えて保存する「名前を付けて保存」，プリンタより印刷する「印刷」などを使います。

図1-3　ファイルタブの内容

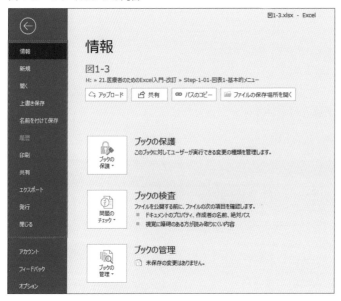

ホームタブ（図1-4）

　ホームタブでは，データ入力，編集，挿入に必要な，［クリップボード］［フォント］［配置］［数値］［スタイル］［セル］［編集］などの機能が配置されています。

図1-4　ホームタブの内容

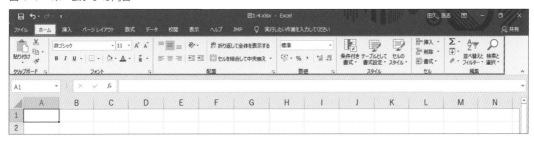

挿入タブ（図1-5）

　挿入タブでは，データの分析や分析結果の表現に便利な［テーブル］［図］［グラフ］などの機能が用意されています。特に，（クロス）集計表であるピボットテーブルの機能は非常に便利なのでぜひマスターしましょう。Step 4「2. ピボットテーブルで集計する」（110頁）を参照してください。

図 1-5　挿入タブの内容

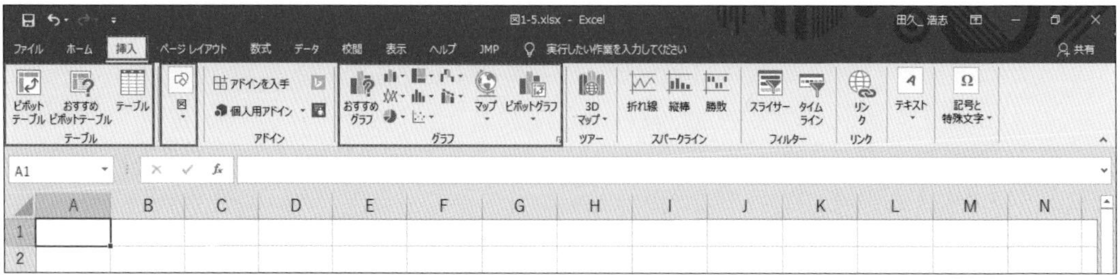

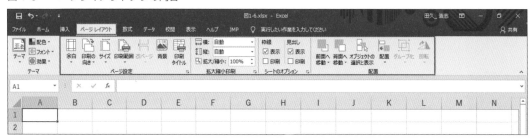

ページレイアウトタブ（図 1-6）

　ページレイアウトタブでは，印刷時に便利な［ページ設定］［拡大縮小印刷］［シートの
オプション］［配置］などが準備されています。

図 1-6　ページレイアウトタブの内容

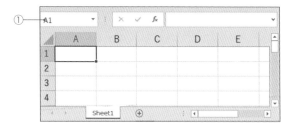

ワークシート

　次に，画面に表示されるワークシートの各部分について説明します。A1 と表示されて
いるボックス（**図 1-7 の①**）は，今から入力しようとしているセル（アクティブセル）の
位置である A 列 1 行（A1 と表記，以下同）を意味しています。行の方向は水平方向で，
列の方向は垂直方向です。

図 1-7　ワークシート

セルへのデータ入力
①クリップボード

　データ入力は，各セルをマウスでクリックして行います。ホームタブの［クリップボー
ド］にある，はさみのアイコン（**図 1-8 の①**）で対象をカットすると，そのデータはメモ
リ上にある，各種の情報をしまうクリップボードに一度コピーされます。その後，ほかの
セルにそのデータの貼り付けをすると，元のセルのデータは消去されます。

はさみのアイコンの下の，ノートが2枚重なっているアイコン（②）はコピーで，対象のセルの値や書式などをメモリ上にあるクリップボードに複写します。そして，ほかのセルで貼り付けをクリックすると，コピーした値が貼り付けられます。

貼り付けに関しては，貼り付けのアイコンの下の▼（③）をクリックすると，貼り付けの種類を選ぶオプションが表示され，一番下の「形式を選択して貼り付け」を押すと，図1-9のダイアログボックスが表示されます。そこで形式を指定して貼り付けます。

②フォント

図1-8で，ホームタブ右下のMS Pゴシックと表示してある場所（④）で，フォントの種類（字体）を選びます。その横の11（⑤）はフォントの大きさを示すポイント（1pt=1/72inch ≒ 25/72mm）なので，値の大きいほうが大きな文字になります。

その右の，大きな**A**と小さな**ᴀ**は文字の大小を調整します。**B**は太文字（ボールド），*I*は斜め文字（イタリック），**U**は下線（アンダーバー）を示します。**U**の右側の▼をクリックすると，下線の種類を選べます。田の字のようなアイコン（⑥）では，セル周囲の線の描画方法を設定します。

図1-8　ホームタブのクリップボードと
　　　　フォント

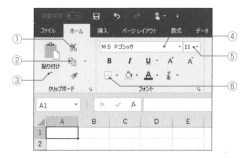

図1-9　「形式を選択して貼り付け」のダイアログボックス

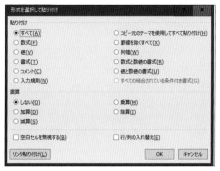

2　アクティブセルの選び方

　Excelのデータ入力の練習を始めます。まず，初期画面を表示してデータを入力します。新しい画面が表示されたとき，左上のセルの周囲が太い枠になって表示されています（図1-8のA1）。ここが今からデータを入力することができる場所で，アクティブセルといいます。このアクティブセルを移動し，キーボードから数字や文字を入力して最後に Return もしくは Enter を押すと，そのセルにデータが入ります。

　アクティブセルを移動するには，マウスで移動したいセルをクリックします。また，キーボードにある ↓ ↑ → ← のカーソルキーを使ってもアクティブセルの移動ができます。

　マウスやカーソルキーを使って，アクティブセルを移動するのはこれでよいのですが，データを次々とキーボードから入力するときは少し異なる方法を用います。図1-10で示すように，文字や数字の入力後に Tab Shift Return Enter などを組み合わせて押すことで，次のアクティブセルの位置を上下左右に移動できます。

図 1-10　セルの移動

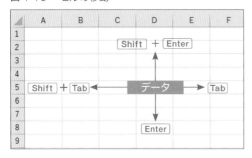

連続してデータを入力するには，はじめに入力したいセル範囲をマウスでドラッグします。こうすると一連の行／列が灰色に表示されます。その後，各セルにデータを入力してから **Tab** を押すと，入力と同時に選択した方向にアクティブセルが移動します（**図 1-11**）。この方法は一連のデータを次々と入力するのに便利です。

図 1-11　連続入力

	A	B	C	D
1				
2	ID	入院日	診療科	
3	1001	2020/8/1	内科	
4				

 MEMO 当日の日付入力には **Ctrl**+**;**，入力時の時刻入力には **Ctrl**+**:** を使うと便利です。

3　データの種類

Excel のデータにはいくつかの種類がありますが，さしあたっては**表 1-1** に示した半角の数字と英字，文字，日付，時刻の区別がわかればよいでしょう。数字は数字キーより，英字は英字キーより，文字はローマ字 – 漢字変換等で入力したものと思ってください。なお，「0001」と入力した場合，数字として認識されますので，表示は「1」となります。「0001」の「0」も表示する場合は，語頭に半角のシングルクオーテーション「'」を付け「'0001」とすると，一連の入力は文字として扱われます。

表 1-1　Excel の主なデータ

文字の種類等	入力内容の例
半角の数字	60.5
半角の英字	hello
文字	拝啓
日付	2019/8/1
時刻	18:58
文字（数字，記号の前にシングルクオーテーションを付けると文字となる）	0001

文字と数字の違い

　数字とそれ以外の文字の違いを知っていますか？　パソコンの内部メモリでは，どのような数字も文字も１と０のパターンで記録されています。文字も数字も，パソコンのメモリの中を覗けば区別はつきません。そこで，区別して表示するためにそれぞれがゼッケンを背負っていると考えてください。このゼッケンにあたるのがコードとよばれるもので，半角文字では ASCII コード，全角の文字では Shift-JIS コードなどが使われています。

　なぜ，このような説明をしたかというと，データの並べ替えをするときに，パソコン内部ではこのコードによって並べ替えが行われ，私たちが想定している順番とは異なった並べ替えをされることがあるためです。小さい順に並べるときは，最初に数字がきて次に文字が並びます。また，漢字データの並べ替えでは，読みの順に並ぶのではなく，内部のコード順に出てきます。そのため，患者番号順，病名コード順などの場合，文字と数字の区別が重要となります。

間違えやすい文字

　前述した，文字と数字の違いと内部コードの関係は，**表 1-2** のような間違えやすい文字を扱うときに重要になります。これらの文字は，見かけは似ていても内部コードが異なるため，並べ替えを行うとき別のものとして扱われますので気をつけてください。

　たとえば，ローマとロ−マの場合，前者は長音，後者はハイフンが入っているので，扱いが異なります。また，促音の「ッ」と普通の「ツ」は異なるので，ベッドはベツドとは違って扱われます。

表 1-2　間違えやすい文字

文字	内容
1	数字の１
l	小文字のエル
/	スラッシュ
¦	バーティカルバー
O	大文字のオー
0	数字のゼロ
D	大文字の D
-	ハイフン，マイナス
―	長音記号
＿	アンダーバー

　データの手入力時は，似た文字に十分注意しなくてはなりません。特に数人で手分けしてデータ入力をするときに重要です。文字をどのように使用するか，よく打ち合わせないと，トラブルの原因になります。

4 日付と時間の表現

　医療現場では日時を頻繁に使いますので，日付データの操作時の表現方法と，日時の計算の特殊事情について説明します（**図 1-12**）。

図 1-12　日付の入力

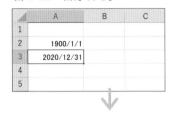

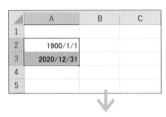

まず，1900年1月1日と2020年12月31日を数字を半角スラッシュ「/」で区切って入力してみましょう。これだけでは，ごく普通の日付データです。

さて，A2とA3のセルをマウスでドラッグし，

ホーム→［数値］と選択し，①の右側の▼をクリックして，標準を選択します。すると，1900/1/1のセルには1が，2020/12/31のセルには44196という値が表示されます。これはExcelのもつ日付の表示方法のためです。

コンピュータの中でどのように日付を表現するかは，アプリケーションによって異なります。WindowsのExcelでは1900年1月1日を1として，その日から指定した日数までを数えます。この計算機内部の日付表現をシリアル値とよびます。

2020/12/31が44196と表示されたのは，日本の明治33（1900）年1月1日より，2020年12月31日まで4万4,196日過ぎていることを意味しています。

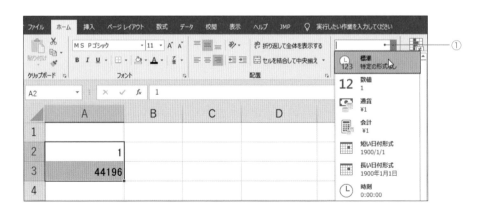

Excelはデータを多様に表示するため，各種の表示形式が決まっています。上に示した画面右の分類窓だけでもたくさんの種類がありますが，数値，日付，時刻，パーセンテージ等を知っていればよいでしょう。

また，［数値］の右下の矢印（図1-13の①）をクリックすると，セルの書式設定の画面が表示されます。表示形式から日付を選ぶと，図1-13のセルの書式設定の中の種類（T）のような日付の種類が表示されます。

図 1-13　日付の種類

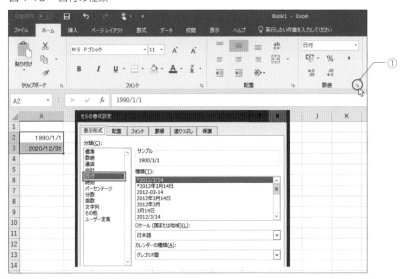

　時刻も日付と同じく数字を使用して表現します。時刻は 24 時間を 1 として，1／（24×60×60）を 1 秒として扱います。同じ数値でも表示方法によって，さまざまに表示されるのです。

　筆者が，Excel を使用して最初に時刻の計算で困ったのは，看護師の業務時間を調査したときのことです。深夜の 24 時を超えて夜勤の看護師が作業をするときの取扱いで，業務開始が 23:15，業務終了が 0:15 の場合，単純な引き算では結果がマイナスとなりうまく表示されなかったのです。

　このような場合は，（業務終了日＋業務終了時間）−（業務開始日＋業務開始時間）の計算を行えばよいと気づくのには少し時間がかかりました。結局，全データに業務開始日と時刻，業務終了日と時刻のデータを付加してデータ解析を行いました。また，手術室の稼働状況調査でも，深夜の手術があるので同様の処置を行いました。

　なぜ 1900 年を基準に選択したかはわかりませんが，1900 年には，ロシアではパブロフが条件反射説を発表し，夏目漱石がロンドンに到着し，野口英世が渡米し，津田梅子が女子英学塾を創立した躍動の年だったとはいえそうです。

　ここでは，日付や時刻の値も数字であること，業務時間の測定時などは，日付と時刻を常に組にして扱うべきである点などを覚えておいてください。

5　セル間の計算

　Excel では，セルのデータを相互に使用して計算を行います。たとえば，日付データでのセル間の計算は次のように行います。

　まず，図 1-14 のように A1 に「誕生日」の文字を，A2 に「今日の日付」の文字を入力します。

図 1-14　生きてきた日数の計算

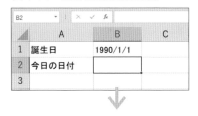

そして，B1 に自分の誕生日（年月日）を半角スラッシュ「/」で区切って入力してください。ここでは，1990 年 1 月 1 日と仮定しました。

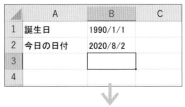

B2 に今日の日付を入力します。
ここでは，2020/8/2 を使いました。

A4 に「生きてきた日々」の文字を入力し，B4 にアクティブセルを移動して半角イコール「＝」を入力後，B2 をクリックします。そうすると ＝ のあとに B2 の文字が現れます。直接 B4 のセルに「＝B2」と入力してもかまいません。この B2 は，B 列 2 行のセルの値を使うことを意味し，「セル参照」といいます。

詳しくは「17. セル参照の種類」（34 頁）を参照してください。

Excel では，関数や各種の数式，演算子を用いた計算をするときには，最初に必ず半角のイコール「＝」を入力します。

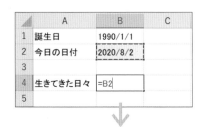

次に，B2 のあとに半角のマイナス記号「－」を入力し，B1 をクリックします。

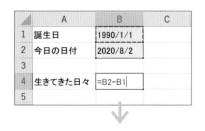

そうすると，B4 に「B2－B1」つまり誕生日から今日までの日数が計算されて表示されます。もし，表示が読みにくい場合は，ホーム→［数値］→数値，を選びます。その結果，誕生から今日まで，あなたの生きてきたのは，11,171 日とわかります。

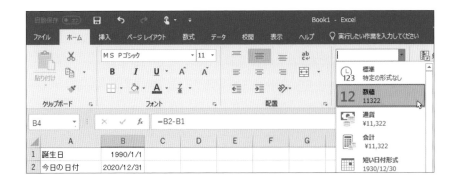

では，同じ要領で，誕生日から2万日目は何歳になるかをB6に計算してみましょう（図1-15）。

図1-15　誕生日から2万日目の計算

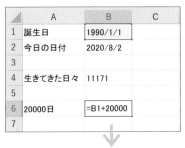

1990年1月1日生まれの場合，2万日目は，2044年10月4日なので，54歳と10か月になります。

6 操作の取り消し方法

Excelでは，入力後でも次の操作前であれば，取り消しができます。たとえば，図1-16のようにG2の位置に「次の操作」という文字列があり，それに対してホーム→[編集]→すべてクリア，あるいは Delete を押したとします。

そうすると，セルの中味は消えてしまいます。しかし，ファイルタブの右上にある，左回りの矢印のアイコンをクリックする，あるいは Ctrl + Z を押すと元の状態に戻り，「次の操作」の文字列が G2 に再表示されます。

通常は Ctrl + Z を押すのが操作としては簡単ですので，この操作を覚えておきましょう。

図 1-16　操作の取り消し

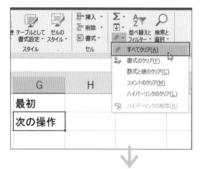

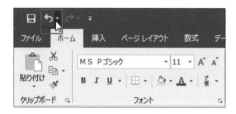

MEMO　操作を取り消すときは，Ctrl + Z もしくは Esc を押せばいいと覚えておきましょう。

7　データのコピー，ペースト，カット

データ入力時に頻繁に行う，データのコピー，ペースト，カットの操作について説明します。

入力したデータをほかのセルに複写するには，データを一度別の場所（メモリー上のクリップボード）にコピーしてから，対象のセルにペーストします。これは，紙によるコピーが単純に紙から紙へ複写されるのとは意味が異なるので注意してください。

コピーとペースト

コピーとペーストの例を**図 1-17** に示します。

まず，適当なデータを列方向（縦方向）に入力します。

図 1-17　コピーとペースト

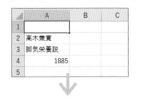

　ここでは，国民病であった脚気に取り組んだ「高木兼寛」（Column
「高木兼寛と統計学」22 頁参照）を入力例としています。

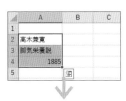

　対象とする領域全体（A2 から A4）をドラッグし，白黒を反転さ
せます。

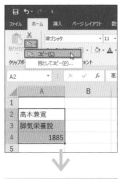

　ホーム→［クリップボード］→コピー，と選択します。

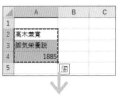

　コピーされた周囲が破線状になります。

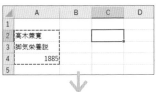

　　ペーストしたい場所の左上隅にアクティブセルを移動
します。

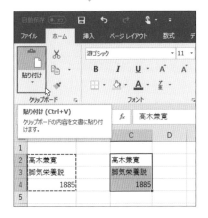

　　［クリップボード］→貼り付け，を選択すると希望す
る場所に一連のデータがペーストされます。
　このようにコピーとペーストの操作で，選択範囲の複
製をほかのセルに作れます。

カットとペースト

コピーとよく似ていますが，選択した範囲をほかのセルに移動したいときはカットを使用します（**図 1-18**）。

図 1-18　カットとペースト

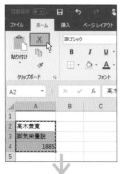

ホーム→［クリップボード］→カット，と選択します。

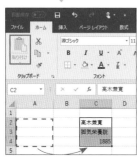

移動先の左上隅にアクティブセルを移動し，［クリップボード］→貼り付け，を選択します。途中の操作はコピーと変わらないのですが，ペースト後に元のセルの内容が消える点が異なります。つまり，セルの内容が移動したことになります。

各種の編集操作は頻繁に行うので，主なショートカットキーの使い方を覚えておきましょう。筆者がよく使うショートカットを**表 1-3**にまとめました。その他のショートカットは，Excel のヘルプファイルを見てください。また，「データ入力が楽になる裏ワザ」（37頁）では，実際の操作別に整理していますので参照してください。

表 1-3　編集操作でよく使うショートカット

キー	説明
Ctrl+A	ワークシート全体を選択します。
Ctrl+C	選択されたセルをコピーします。
Ctrl+F	[検索と置換]ダイアログボックスの[検索]タブを表示します。
Ctrl+S	作業中のファイルを現在のファイル名，場所，およびファイル形式で保存します。
Ctrl+V	クリップボードの内容をカーソルの位置に挿入します。範囲を選択している場合は，選択範囲の内容をクリップボードの内容に置き換えます。このショートカットは，オブジェクト，テキスト，セルの内容を切り取ったあと，またはコピーしたあとでのみ使用できます。
Ctrl+W	選択されたブックのウィンドウを閉じます。
Ctrl+X	選択されたセルを切り取ります。
Ctrl+Y	最後のコマンドまたは操作を繰り返します。
Ctrl+Z	[元に戻す]を使用して，最後のコマンドの操作を元に戻すか，最後に入力した内容を削除します。

MEMO　データ入力時には時どき，上書き保存 [Ctrl]+[S] を実行してください。もし何かのトラブルで Excel が止まっても，上書き保存しておけば直前までのデータは助かります。

8　セルの挿入，削除，消去

データ入力時には，コピー，ペースト，カットだけではなく，セルの挿入，セルの削除，あるいはセル内容の消去が必要となります。これらの操作について説明します。

セル・行の挿入

①セルの挿入（図1-19）

まず，セルの挿入から説明します。

図1-19　セルの挿入①

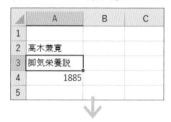

最初に左のようなデータがあったとして，A3にアクティブセルを移動します。

ホーム→［セル］→挿入→セルの挿入，と選びます。

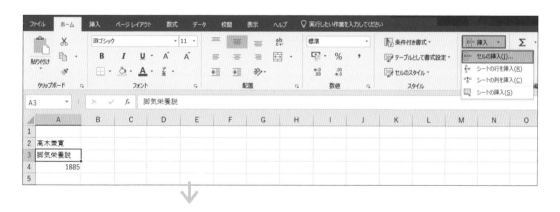

すると，次のようなダイアログボックスが現れます。

これは，セルの挿入後にほかのセルはどちらに移動すればよいかを Excel が尋ねてきたものです。

先のデータを見ると，下への移動も横への移動も可能です。ここでは，「下方向にシフト」を選んで「OK」のボタンを押します。

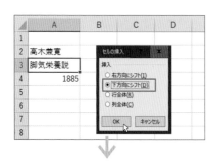

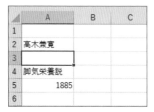

その結果，空白セルが1つ挿入されて，それ以下のデータは下方向に移動しました。

②コピーしたセルの挿入（**図 1-20**）

今度は，後述するセルの削除の操作で A3 を削除して最初の状態に戻し，A3 のデータを [Ctrl]＋[C] でコピーし，アクティブセルの位置を A2 に移動します。

図 1-20　セルの挿入②

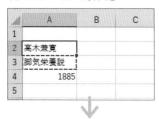

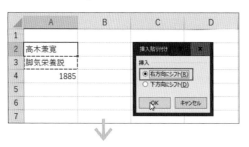

その後にセルの挿入を行うと（挿入→コピーしたセルの挿入，と選ぶ），次のようなダイアログボックスが表示されます。そこで，ここでは「右方向にシフト」を選んで「OK」ボタンを押します。

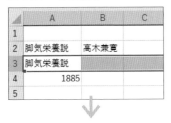

すると，A2にあった値がB2に移動し，A3の値がA2にペーストされていることがわかります。

③行の挿入（図1-21）

次は，行の挿入をしてみましょう。

図1-21　行の挿入

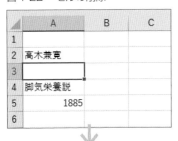

画像，左端の行番号の「3」の所をクリックすると，行全体が選択されます。

そこで，ホーム→［セル］→挿入→セルの挿入，を選びます。そうすると，新規に行が挿入されます。

同様に画面上部のA，B，Cの列名をクリックして同様の操作を行えば，列の挿入ができます。

セルの削除（図1-22）

今度はセルの削除です。

図1-22　セルの削除

図1-19でセルの挿入／移動をしたあとのデータを使います。

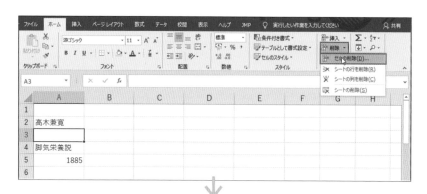

ホーム→［セル］→削除→セルの削除，を選びます。

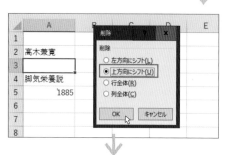

すると次のようなダイアログボックスが出ますので，「上方向にシフト」を選び「OK」のボタンを押します。

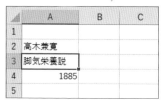

これで空白のセルは削除され，下のデータが上に移動して，図1-19の最初の表示と同じになります。

セルの消去 （図1-23）

最後にセルの消去の練習をします。削除はセルの移動が伴ったのに対して，消去ではセルの移動はなく，内容のみが消去されます。

図1-23　セルの消去

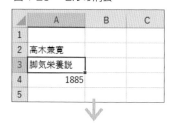

消去したいセルをドラッグして選択し，Delete を押します。

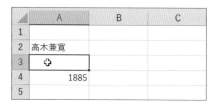

すると，対象としたセルのデータのみが消えます。

以上で，基本的なセルの操作の練習は終わりです。さしあたっては，任意のセルにデータを入れて，コピー，ペースト，削除，消去ができればよいでしょう。

9　挿入，削除を簡単にするには

セルを選んで右クリックする

　一般的にホームタブから［セル］を選んで各種の操作をする場合は，前述の手順になります。

図 1-24　セルを選んで右クリック

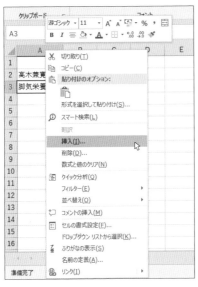

　しかし，より簡単に操作をするには，セルのデータを選んで右クリックすると，図1-24のような表示になりますので，挿入，削除の操作を選択します。

　セルの移動に関しては，選択したセルの周囲の太い枠を右側にドラッグすると，そのセルは移動します。こちらのほうが，操作は簡単です（図1-25）。

図 1-25　ドラッグによるセルの移動

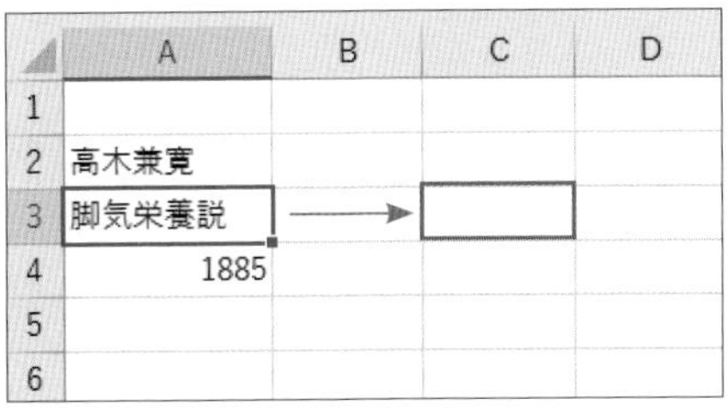

キーボードを使用したリボンへのアクセス

　右クリック以外でも，素早く操作ができる方法があります。詳しくはExcel 2019のヘルプから［ヘルプ］を選び，「キーボードでリボンを操作する」の説明を参照してください。

　たとえばセルを挿入する場合，Alt を押すとリボンに現在のビューで使用できるキーヒントとよばれる小さな文字が表示されます（図1-26）。セル挿入の場合は，Alt を押したのち，ホームタブの H を押します。その後，I → 2 → I → D と押し，最後にOKを押すと空白セルが挿入されて，指定したセルは下に移動します。つまり Alt → H → I → 2 → I → D →OK の順にキーを押すと，セルの下移動が行われます。詳しくは，ヘルプで「アクセスキー」を検索してください。

図 1-26　リボンに表示されたキーヒント

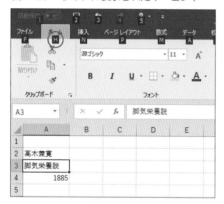

MEMO　よく使う Excel の手順を，一連のキーヒントの操作で覚えておくと，作業効率が格段に向上します。

10 おかしなセル表示になったとき

　データを作成中，時どき見慣れない画面表示になることがあります。ここでは，その事情を説明します。

　Excel では，画面のセル幅は最初から決まっています。そのため，データがセル幅よりはみ出す場合，特殊な画面表示をします。図1-27 で，A2 に数字で 1234567890，A3 に半角英字で The New England，B3 に Journal of Medicine と入力します。B3 の Journal of Medicine の部分は A3 との違いを示すために Ctrl + I で斜め文字にします（39 頁のセルの書式設定も参考にしてください）。そして，A4 に今日の日付を Ctrl + ; で入力し，最後に A5 に 0.0000001（小数点以下ゼロが 6 個）と入力します。

図 1-27　セル幅に入りきらない表示

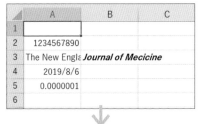

最初に 1234567890 と入力すると，セル幅が広がるのがわかります。また，The New England の入力時は文字の最後まで表示されていますが，B3 に *Journal of Medicine* を入れると，A3 の後半部分は隠れます。このように Excel はできるだけ入力内容を表示しようとします。

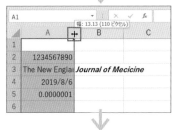

ワークシート上部の A と B の境目にカーソルをもっていくと，左のように形が ✛ に変わります。それを左右にドラッグすると，列幅が変化します。左端の行番号の境目でも，同様の操作でセル（行）の高さが変化します。

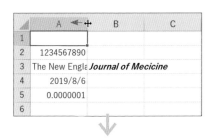

各列の幅を狭くしてください。左の図ではセル幅を 60 ピクセルに短縮しました。

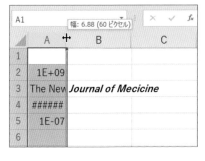

その結果，画面の A4 の表示が ###### に変わります。

A2 の 1E+09 は工学表記とよばれ，10 の 9 乗つまり 10 億の意味です。1234567890 は 12 億 3,456 万 7,890 ですので，それをすべて表示できないのでこのような形になります。

A5 の 1E-07 は何でしょうか。10 のマイナス 1 乗は 10 分の 1，マイナス 2 乗は 100 分の 1 ですので 0.0000001 は 10 の 7 乗分の 1 となります。

A4 の ###### は，指定されたセルの幅では内容を表示ができない状態を意味し，セルの列幅を広くすれば正しく表示されます。

一度入力したデータは，意図的に修正しない限り変更されませんので，このような表示が出てもあわてないようにしてください。セル幅を広くすれば ##### の表示は消え，正しい表示に戻ります。

Column

高木兼寛と統計学

　歴史を振り返ってみると，水俣病，サリドマイド，スモンなど，薬害や公害の原因究明に統計学が役立ったことは有名です。しかし，明治時代に死病と恐れられていた脚気を，統計学的手法を用いて調査し撲滅した高木兼寛（1849 〜 1920）のことは，現在ではあまり知られていません。

　高木兼寛は，英国のセント・トーマス病院医学校へ留学後，海軍軍医として活躍しました。脚気の発生データを多角的に集計解析し，蛋白質と炭水化物の摂取比率がアンバランスになると脚気が発生するという脚気栄養説（食餌説ともいう）を唱え，海軍の兵食を改善して脚気患者を撲滅させました（**図1**）。

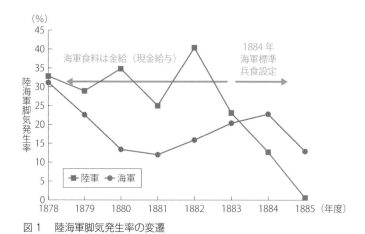

図1　陸海軍脚気発生率の変遷

　しかし，当時の陸軍軍医の森林太郎（森　鷗外）を含む，ドイツ医学の流れをくむ医学者たちは，自分たちの唱える脚気病原体説を固持し，高木の説を脚気発生のメカニズムが明確でないと認めず，兵食の改善は行いませんでした。

　この不毛な議論のため，日露戦争中（1904 〜 1905）の陸軍兵士の死者 3 万 791人中，脚気による死者 5,896 人が生じました。戦傷による死者は 9,618 人ですので，全体の 2 割近くが脚気で死亡したことになります（**図2**）[注]。この死者数は在隊中と入院中のものですから，除隊後の数を合わせると，防げたはずの脚気により陸軍において多数が死亡したことになります。

　当時の兵士は貧しい家の出が多かったため，陸軍で白米の飯を出すことは一種のキャッチフレーズであり容易に変更できなかった事情もあります。しかし，陸軍が現実を認めず自説を固持したため，莫大な数の脚気による被害者が生じたことは，昨今の薬害や公害とどこか通じるものがあります。

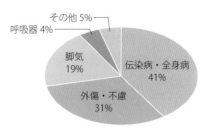

図2　在隊中・入院中死亡率

　当時の医学者たちの活躍年代を**図3**に示します。図を見てわかるように，英国では臨床研究の医学者が多く，ドイツでは基礎研究の医学者が主流でした。前述の陸軍との葛藤の話は，ドイツ医学と英国医学の争いの面もありました。

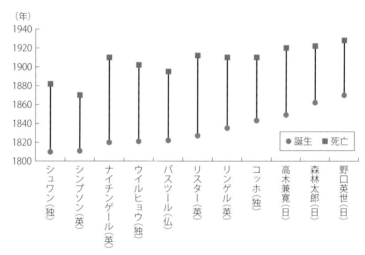

図3　当時の医学者たちの活躍年代

　高木兼寛の業績として，無料で患者が受診することのできる施療病院を創立したこと，東京慈恵会医科大学の前身である有志共立東京病院と，日本初の看護婦教育所を設立したことがあげられます。

　留学当時のセント・トーマス病院には，ナイチンゲール自身の設計によるナイチンゲール病棟が立てられていました。ナイチンゲールの思想が高木に影響を与え，これが高木の看護婦教育所の設立につながっていると考えられます。

注）日露戦争当時の患者疾病統計は，現在のものと異なっています。各種伝染性疾患と脚気などの栄養疾患が統計上まとめられていたのを，ここでは伝染病・全身病と脚気に分けました。また，衛生統計上は除隊後の死亡は明確でないため，脚気による死者の算出は在隊中と入院中の死亡のみを計数しました。

※コラム作成にあたり，陸上自衛隊衛生学校研究部の山田一郎2等陸佐（1996年取材当時）に資料提供等のお世話になりました。ここに記して感謝の意を表します。

11 関数と式の入力のポイント

Excel では，各種関数や式を利用して計算を行います。その際の注意点を次に示します。

- 関数や式を入力するときは，最初に必ず半角イコール「=」を入力する。
- 関数のかっこ内の変数は，半角カンマ「,」で区切る。全角の読点「、」やカンマ「，」は不可。
- セルに文字，数式，関数などを入力したら，最後は必ず Enter を押す。

特殊記号もしくは特殊文字は，Excel で演算子として使用されるものもあります（情報科学では各種演算を行う記号を「演算子」とよぶ）。四則演算などを行う算術演算子と特殊記号を**表 1-4** に示します。

表 1-4　演算子と特殊記号

記号	名称	使い方	使用例
+	プラス	加算	=A1+A2
−	マイナス，ハイフン	減算，負号	=A2−A1
/	スラッシュ，スラント	除算[注1)]，日付	=100/2 or 2013/1/1
＊	アスタリスク	乗算	=B2＊12
=	イコール	等号，左辺へ代入	=−PMT(B2/12,B3＊12,B4)
^	キャレット	べき算[注2)]，べき乗	=3^2
%	パーセント	パーセンテージ	=20％＋500％（5.2）
&	アンド，アンパーサンド	文字列の結合[注3)]	=" A" &" B"
( )	丸かっこ	関数，数式で使用	=SUM($A$1:$A$10)
$	ダラー	ドルでの数値入力時，他のセルの絶対参照時[注3)]	$10 $A$10
¥	円	円での数値入力時	¥1,000
.	ピリオド	小数点として使用	3.142
'	シングルクオーテーション	数字を文字列とするときに最初に入力	'1991
"	ダブルクオーテーション	数式への文字列入力時	="Aim so high"
,	カンマ，コンマ	関数内の各値の区切り	=DATE(2020,1,1)
:	コロン	時間入力時	12:15

注 1）パソコンには÷記号がないので，除算には半角スラッシュ「/」を使います。
注 2）平方根は SQRT 関数を使うと簡単ですが，平方根を 1/2 乗と考えて ^(1/2) でも求めることができます。
　　　例：=4^(1/2) とすると，4 の平方根の 2 が算出されます。
　　　立方根はその延長で 1/3 乗と考えて求めます。　例：=1000^(1/3) とすると，10 が算出されます。
注 3）文字列演算子（&）は 64 頁で，参照演算子（$）は 35 頁で扱います。

そのほかの特殊記号は，Column「特殊記号の読み方」（36頁）を参照してください。初めて Excel を使う人は，四則演算の中の÷は / を，×は * を使う点に注意してください。

12 セル範囲の指定

関数や数式を使うときは，セル範囲を指定します。基本的には１つのセルをクリックすれば，A1 や B1 といったそれが何行目の何列目かのセル参照が入力されます。しかし，複数のセル範囲を指定するには以下の操作を行います。

図 1-28 は，Step 2「11. データの形を変える」（73頁）で使用する医療従事者の身体計測データの一部です。MAX 関数は最大値を，MIN 関数は最小値を表します。

- 連続したセル範囲の参照：そのセル範囲をドラッグします。そうするとセル参照がコロン「:」を挟んで表示されます（図 1-28 の①）。
- 連続していないセル範囲の参照：たとえば，B2:B6 をドラッグしたあと，Ctrl を押しながら D2:D6 の範囲をドラッグします（図 1-28 の②）。
- 共通した範囲の参照：ある範囲とある範囲の共通部分を対象としたい場合には，参照した値を半角のスペースを挟んで並べます（図 1-28 の③）。

図 1-28　セル範囲の指定と参照演算子

	A	B	C	D	E	F
1	ID	町での体重	本当の体重	理想の体重		
2	1	55	56	50		
3	2	48	47.2	49		
4	3	45	46	43		
5	4	65	75	60		
6	5	49	49	43		
7						
8					①	②
9		町での体重の最大値		65	=MAX(B2:B6)	
10						
11		町・理想の体重の最小値		43	=MIN(B2:B6,D2:D6)	
12						③
13		色掛け部分の最大値		46	=MAX(B4:D4 C3:C6)	

これらは参照演算子とよばれ，まとめると以下のようになります。

- コロン「:」：セル範囲の参照演算子
  指定した２つのセル参照と，その間に含まれるすべてのセルによって構成される１つの参照を作成する。例）MAX(B2:B6)
- カンマ「,」：複数の範囲を表す参照演算子
  複数の参照を１つの参照に結合する。例）MIN(B2:B6,D2:D6)
- 半角スペース１つ「 」：共通部分を示す参照演算子
  ２つの参照に共通する１つのセル参照を作成する。例）MAX(B4:D4 C3:C6)

13 数式と関数の利用

前項までは，データ入力の基礎を勉強してきました。ここでは，今までの復習をかねて，Excel の関数を用いたローンの計算をしてみましょう。

セルの値を利用して計算を行うことが，Excel のような表計算ソフトウェアの特徴です。日常生活に深く関係しているものの，その求め方はよくわからないローン計算も Excel では楽にできます。

Excel の関数とは，セルの値を元に何らかの結果を帰す機能のことです。Excel では，曜日，平均，標準偏差，ローン計算に使用する PMT 関数などさまざまな関数があります。

図 1-29　関数の挿入

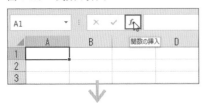

Excel にどのような関数があるのか興味のある方は，図 1-29 に示す *fx* をクリックして調べてみてください。

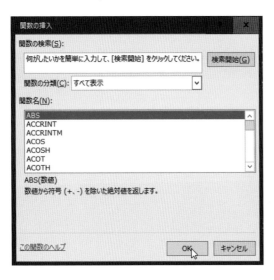

そうするとダイアログボックスの関数の分類に従って，さまざまな関数が表示されます。

ちなみに，医療関係者がふだん使う関数には，次のようなものがあります。

AVERAGE：平均	STDEV.S：標本標準偏差	MAX：最大
SQRT：平方根	T.TEST：*t* 検定	MIN：最小

ローン返済額の計算

実生活に役立つ関数と数式の使用例として，一定のお金をある利率で借りたときに，返済金額がいくらになるかを計算します（図 1-30）。

図 1-30　ローン返済額の計算

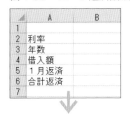

A2 から A6 にかけて，利率，年数，借入額，1 月返済，合計返済の文字を入力します。

次に，B2 に年利 0.5 ％の 0.005，B3 に 10 年返済の 10，B4 に借入額の 100 万円の 1000000 を入力します。

さて，B5 では，関数と利率，年数，借入額を使ってローンの計算をします。最初に半角イコール「=」を入れたあと，図のように −PMT（B2/12,B3＊12,B4）と入れます。半角カンマ「,」は，かっこ内の変数の区切りです。B2,B3,B4 はそのセルの値を使うことを意味し，セル参照といいます（セル参照については，Step 1「17. セル参照の種類」〔34 頁〕を参照）。最後のカッコまで入力したら，[Enter] を押します。

	A	B	C
1			
2	利率	0.005	
3	年数	10	
4	借入額	1000000	
5	1 月返済	=−PMT(B2/12,B3*12,B4)	
6	合計返済		
7			

PMT（ペイメント）関数とは Excel の関数の一種です。PMT 関数について理解する必要はありません。図のように入力すると，ローンの計算ができるとだけ考えてください。

ここで，B5 に入力した内容について補足説明します。

PMT 関数は，「=PMT（a1,a2,a3）」の形で使用し，定額の支払いを定期的にして，利率が一定の場合に支払うべき金額を計算します。a1 は月あたりの利率，a2 は月数（期間），a3 は借り入れ金額（現在価値）を示します。

月あたりの利率 a1 を求めるために，年利である B2 を 12 で割ります。パソコンでは割り算記号「÷」が使えないので，半角スラッシュ「/」を利用して計算します。

月数を求めるためには，B3 の年数を 12 倍します。ここでもパソコンでは掛け算記号「×」が使えないので，半角アスタリスク「＊」で計算します。

PMT の前にマイナス記号があるのは，投資関係の関数では支払いのような出金は負の数で表し，配当などのお金は正の数で表すというルールがあるからです。今回のローンは自分からお金が出ていくので，最初にマイナス記号を付けます。

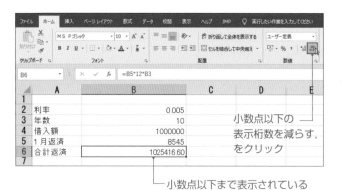

最後に，B6 に「B5＊12＊B3」と入力し，B5 の値に年数を 12 倍した月数を掛けて合計返済額を求めます。

小数点以下の表示桁数を減らす，をクリック

└─ 小数点以下まで表示されている

　ここで，合計返済額が小数点以下まで表示されていますので修正します。ホームタブ→［数値］→小数点以下の表示桁数を減らす，をクリックして表示を調整します。

　年利 0.5％ で 100 万円を借りて 10 年間で返済する場合，1 月の返済額は 8,545 円，合計返済金額は 1,025,417 円となります。

　実際にこのワークシートを使うときに注意するのは，年利が 0.5 ％であれば 0.005 と小数で入力する点です。このワークシートを使用すると，住宅ローンなどのように返済期間が長い場合は，利率が高いと，借入額の 2 倍近い金額を返済する場合があることなども計算できます。

14 マウスによるセル参照の指定

　これまでは，セル参照を B2,B3 のようにキーボードより直接入力する方法を主に説明しましたが，ここではマウスでセル参照を入力する方法を説明します（図 1-31）。

図 1-31　マウスによるセル参照の指定

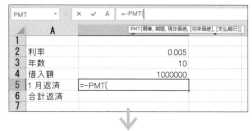

　最初に，B5 のセルに「＝−PMT（」までを入力します。

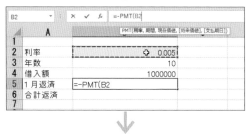

　次に B2 のセルをマウスでクリックすると，入力式に B2 が追加されます。このように，マウスを使うことでキーボードから B2 と入力しなくても，楽にセル参照が入力できます。

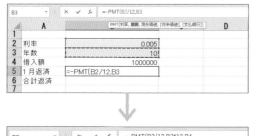

÷ 12 の意味で式に「/12,」を入力後，B3 のセルをクリックします。このとき，12 のあとにカンマが 1 つあるのに注意してください。

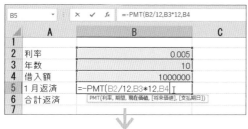

B3 のあとに× 12 の意味で「＊12,」を入力後，B4 のセルをマウスでクリックします。

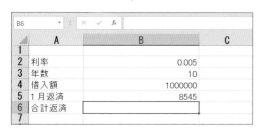

最後にかっこを閉じ，[Enter] を押して完成です。
このように，マウスのクリックで，セル参照を楽に設定できます。

<table>
<tr><td>15</td><td>## データ入力の修正方法</td></tr>
</table>

データ入力時によくする失敗例とその修正方法を，**図 1-32** に示します。

図 1-32　入力の失敗と修正の例

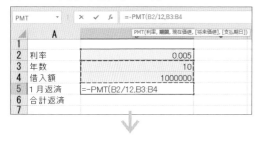

前述の数式入力で「＝−PMT（B2/12,」としたあとで，B3 から B4 のセルを続けてマウスドラッグしてしまうと，数式バーに誤ったセル参照が入力されてしまいます。

このように入力を間違えたときは，慌てずに数式バーの中の余計な部分をマウスカーソルでドラッグし，白黒を反転させ，[Delete] を押すと，間違えて入力した値は消えます。

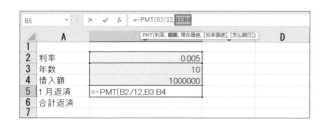

あるいは，数式バーの余計な部分の最後をマウスでクリックし，[Delete] を連続して押して，文字を１字ずつ消去してもかまいません。

ここまで，セルへのデータの入力方法，関数の利用，セル参照を利用した計算を行いました。住宅ローンや教育ローンなどで，年利と返済期間を変えるとどうなるかをこのワークシートで試してみるとよいでしょう。

16 ブックとワークシート

ワークシートは単にシートともよび，本とページの関係がブックとワークシートの関係にあたります。ここでは，Excel で作成したファイル（ブック）の使い方と保存方法について説明します。

ブックの操作

①新しくブックを作る

ファイル→新規作成→作成，と選ぶと，データが入力されてないワークシートが画面表示され，入力ができるようになります（**図 1-33**）。このとき，Excel 2019 ではシートは初期設定で１枚作成されています。

図 1-33　ブックの新規作成

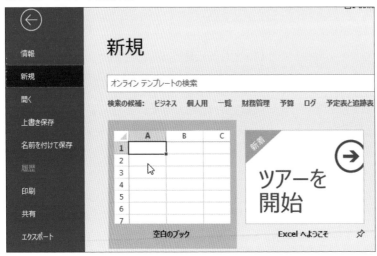

②フォルダーにあるブックを開く

画面下側のタスクバーにあるエクスプローラーのアイコン（書類をいれる紙ばさみ〔フォルダー〕の形のアイコン）をダブルクリックし，PC の上の所定のフォルダーを開き，目的とする Excel ファイル（ブック）をダブルクリックします（**図 1-34**）。

図 1-34　フォルダーの中のファイル（ブック）を開く

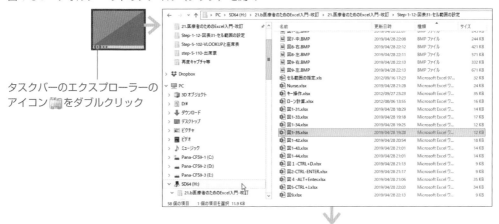

タスクバーのエクスプローラーの
アイコン 📁 をダブルクリック

　もし，所定のファイルが見つからないときは，画面上部において，現在いる場所と異なるフォルダーをクリックして目的のファイルを探します（**図1-35**）。

図 1-35　他のフォルダーを探す

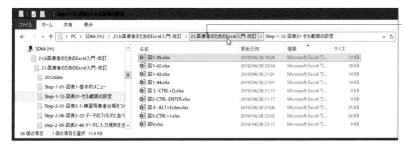

現在いる場所と
異なるフォルダーをクリック

　もう1つの方法として，Excel の中からフォルダーにあるファイルを開くには，ファイルメニューより「開く」を選択します。そうすると**図1-36**のような画面が表示されますので，希望するファイルをマウスでクリックすればファイルは開きます。

図 1-36　Excel からファイルを開く

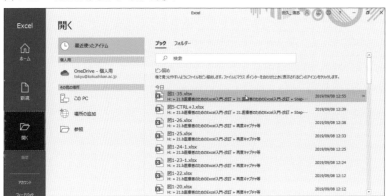

③名前を付けてブックを保存する

　データ入力，修正が終了したブックを保存するには，ファイル→名前を付けて保存，を選びます。そうすると**図1-37**のような画面が表示されますので，ファイル名を入力してファイルの種類を「Excelブック」にし「保存」ボタンをクリックします。

図1-37　ファイルの保存

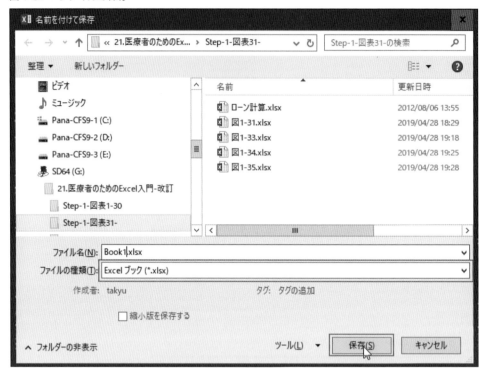

　同名のファイルが存在するときは，「名前を付けて保存の確認」の画面が表示されます。そのまま保存してよければ，「はい」のボタンをクリックします。

④ブックを上書き保存する

　既存のファイルに再度保存するときは，ファイル→上書き保存，と選びます。この場合は確認の画面は表示されませんので，注意してください。

　ブックを扱っているときは，時どきこの上書き保存の操作を行ってください。いつ停電などのトラブルが発生して，データが消えるかわかりませんし，間違ってExcelを終了してしまうこともありえます。一生懸命作成したブックが消えてしまう悲劇を避けるには，頻繁にブックを保存するのに限ります。Windowsでしたら [Ctrl]+[S] を押すと，現在のブックは上書き保存されます。

シートの操作

　新しいブックを作ると，Excel 2019ではワークシートが1枚だけ用意されています。関連するワークシートをまとめておくと，あとでブックが使いやすくなります。

　また，Step 4「2. ピボットテーブルで集計する」（110頁）で説明しますが，クロス集計表は，自動的に新しいシートに作成されます。

　ここではローン計算のワークシートを例に，シートの操作方法を説明します。

①シート名の変更

　画面の下側にあるのがワークシートタブで，そこにシート名が表示されます。1つのブックの中でシート名を個別に設定しないと，あとで何が記録されているかわからなくなり苦労します。

図1-38　シート名の変更

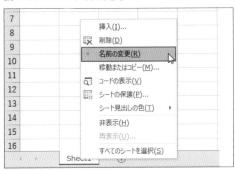

　そのため，シート名をわかりやすく変更するには，シート名のタグを右クリックし「名前の変更」を選びます（図1-38）。シート名のタグをダブルクリックしてもかまいません。その後，文字列を入れてシート名を変更します。また，シート見出しに色を付けることもできます。

②シートの追加

　シートの追加は，画面の下側にある＋（新しいシート，図1-39の①）をクリックします。

③シートの位置の移動

　現在のシートの位置を移すには，まずシート名のタブ上でマウスボタンを押したままにします。そうすると，図1-39の②のようにアイコンが変化しますので，そのまま（ドラッグしたまま），移動したいシートの位置にそのアイコンを移動させそこでマウスボタンを離します。そうすると，離した位置にシートが移動します。

　このような操作をドラッグ＆ドロップといいます。

図1-39　シートの移動

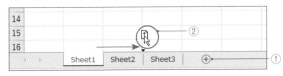

④シートのコピーと削除

　シートのコピーはシートの移動とほぼ同じです。今度は Ctrl を押しながら，シート名に対して上記のドラッグ＆ドロップを行うとシートのコピーが行われます。

　シートを削除するときは，図1-38の画面から「削除」を選びます。ただし，シートを

削除するともう元に戻すことはできませんので，注意してください。

17 セル参照の種類

ここでは，相対参照，絶対参照，複合参照を体験します。セル参照の詳しい定義は，Excel のヘルプの「セル参照を作成または変更する」を読んでください。

①相対参照

すでにローン計算のシートを作りました。今度は各セルに返済年数を入れ，それをほかのセルで参照して，各年数ごとの 1 月あたりの返済額と合計返済額を求めてみます。

最初に**図 1-40** のように，C 列と D 列に利率，年数，借入額を入力しておきます。そして，すでに入力してある 1 月返済額と合計返済額の両方のセル（B5:B6）を選び，B6 のセルの右下に＋が出ている状態で右方向にドラッグし，D5:D6 にかけて貼り付けます。もしくは，B5:B6 の値をコピーしてから，C5:D6 の領域をドラッグして選択し，ホーム→［クリップボード］→貼り付け，または Ctrl ＋V でペーストします。

図 1-40　数式のコピー

B5　=-PMT(B2/12,B3*12,B4)

	A	B	C	D	E
1					
2	利率	0.005	0.005	0.005	
3	年数	10	15	20	
4	借入額	1000000	1000000	1000000	
5	1月返済	8545			
6	合計返済	1025417			
7					

そうすると B5，B6 で作成した数式がペーストされ，新しい変数（返済年数）に対する 1 月返済額と合計返済額が表示されます。

これは，文字や数字のコピーではなく，数式のコピーを行ったためです。

	A	B	C	D
1				
2	利率	0.005	0.005	0.005
3	年数	10	15	20
4	借入額	1000000	1000000	1000000
5	1月返済	8545	5768	4379
6	合計返済	1025417	1038177	1051041
7				

ここでの計算は，最初に B6 において計算した B3 と B5 の値を使った数式を C 列や D 列の 3 行と 5 行にも使うことを意味しています。つまり，B 列のセルから見た相対的な位置のセルの値を使用する方法で，これを**相対参照**（**図 1-41**）とよびます。

図 1-41　相対参照

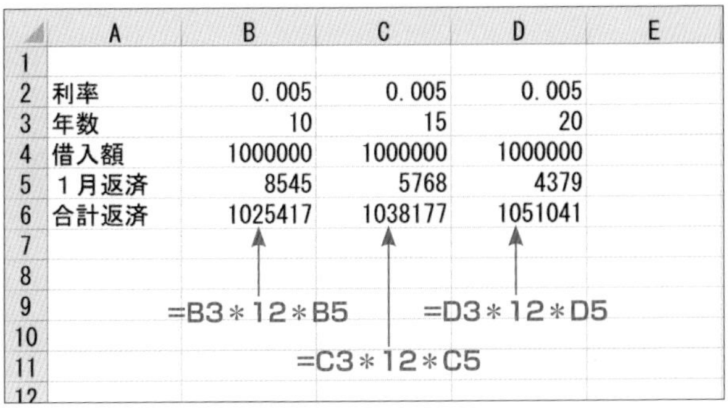

②絶対参照

　これに対して，数式を移動してペーストしても常に同じセルを参照する方法を**絶対参照**とよびます。このときは，参照するセルが A1 であれば「\$A\$1」とダラー「\$」をセルの行名と列名の前に付けます。相対参照は自分のセルを中心に相対的にほかのセルの位置を考えますが，絶対参照はワークシート内の絶対的なセルの位置を考えます。

　一例として，ローン計算の利率の部分と借入額を，−PMT の数式内で絶対参照を使用すると**図 1-42** の 13 行目のようになります。式中の \$B\$10 と \$B\$12 の表現が絶対参照です。

　一方，関数の中の B11＊12 の部分は相対参照ですから 13 行の各セルをクリックすると，数式バーに C 列では C11＊12，D 列では D11＊12 と表示されます。

図 1-42　相対参照と絶対参照

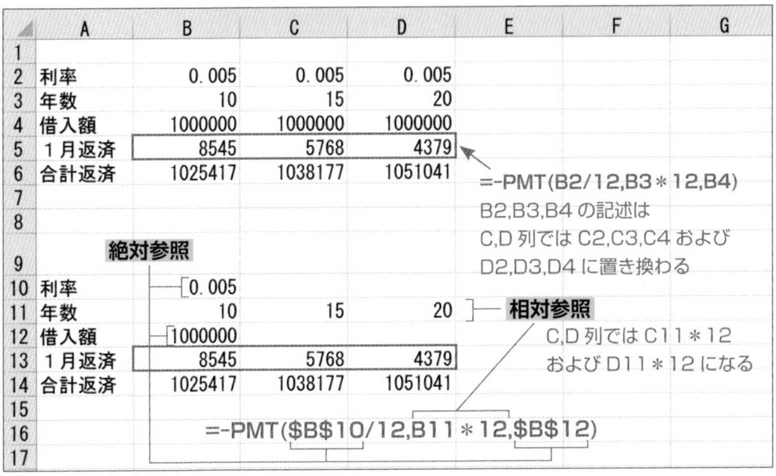

　相対参照と絶対参照の区別は，ふだんはあまり気にしませんが，数式を使ってリスト中のセルの値から新規の値を求めるときなどに関係してきます。ここでは，両者の記述方法の違いである「A1」（相対参照）と「\$A\$1」（絶対参照）を覚えておいてください。

③複合参照

　セルの行のみまたは列のみの絶対参照を行う，**複合参照**という形式もあります。セルで相対参照を使ったあと，数式バーでクリックして F4 を押すと，相対参照（A1）→絶対参照（\$A\$1）→行のみ絶対参照（A\$1）→列のみ絶対参照（\$A1）と，参照形式が選べます。

Column

特殊記号の読み方

　パソコンのキーボードには，アルファベットや数字のほかにさまざまな文字があります。これらをまとめて特殊記号，または特殊文字とよびます。Excel でのいくつかの特殊記号の使用方法は，**表 1-4**（24 頁）を参照してください。

　特殊記号の読み方を，英和辞書やコンピュータ関係の資料よりまとめました。読み方のルーツは，商用記号，英文記号，コンピュータ独自のものなどがあり，複数の名称をもつ記号もあります。たとえば，<> は英語ではアングルブラケット（angle bracket）ですが，Excel やコンピュータの領域では不等号として扱われます。

　また，( )はまとめて丸かっこ（round bracket），[ ]と{ }も同様にまとめて扱われます。˜（チルド）はホームページの URL 指定時によくでてきます。一度，特殊記号の読み方に目を通しておくと，何かのときに便利です。

記号	名称	記号	名称
!	エクスクラメーション	;	セミコロン
"	ダブルクオーテーション	<	小なり
#	ナンバー注)	=	イコール
$	ダラー	>	大なり
%	パーセント	?	クエスチョン
&	アンド，アンパーサンド	@	アット
'	シングルクオーテーション	[	角かっこ，square bracket
(	丸かっこ，round bracket	¥	円
)	丸かっこ，round bracket	]	角かっこ，square bracket
*	アスタリスク	^	キャレット
+	プラス	_	アンダーバー
,	カンマ，コンマ	`	グレーブアクセント
−	マイナス，ハイフン	{	大かっこ，brace
.	ピリオド			バーティカルバー
/	スラッシュ，スラント	}	大かっこ，brace
:	コロン	~	チルド

注）電話のボタン操作ではシャープとよぶケースもありますが，コンピュータ関係
　　では「ナンバー」と表現します。

データ入力が楽になる 裏ワザ

　基本的な入力方法を説明してきましたが，ここではデータを手際よく入力する裏ワザを紹介します。いくつかの機能は Step 2「データを準備しよう」（45 頁）以降で取り上げますが，ここでは少ないキー操作でデータを手際よく入力する方法を解説します。

　本資料は Execl 2019 のヘルプを元に，実際の操作別にまとめ直しましたが，原文の記述はできるだけ残し，よりわかりやすく改変しました。

ワザその①：基本的なキー操作

　すでに述べたように，データ入力時の基本的な操作は次の 4 種類です。キー配列を見ると，一番下の左側から Z X C V のキーが並んでおり，これらのキー操作は左手だけで簡単にできるように配慮されているのがわかります。

Ctrl + C	選択されたセルをクリップボードにコピーします。
Ctrl + V	クリップボードの内容をカーソルの位置に挿入します。範囲を選択している場合は，選択範囲の内容をクリップボードの内容に置き換えます。オブジェクト，テキスト，セルの内容を切り取ったあと，またはコピーしたあとでのみ，使用できます。
Ctrl + X	選択されたセルを切り取ります。
Ctrl + Z	最後のコマンドの操作を元に戻すか，最後に入力した内容を削除します。

ワザその②：少し便利なキー操作

　迅速にデータを入力するのに，下記の機能は便利です。

Ctrl + D （図 1）	下方向にセルを選択しておいて，セルの入力後に Ctrl + D を押すと，選択した下方向のセルに内容と書式をコピーします。
Ctrl + R	右方向にセルを選択しておいて，セル入力後に Ctrl + R を押すと，選択した右方向のセルに内容と書式をコピーします。
Ctrl + Enter （図 2，3）	セル（複数，不連続可[注]）を選択しておいて，セルの入力後に Ctrl + Enter を押すと，選択したセルに内容と書式をコピーします。

　注）不連続のセルの選択は Ctrl を押しながら，複数のセルをクリックして選びます。

図1　[Ctrl] + [D]

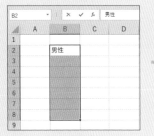

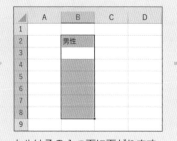

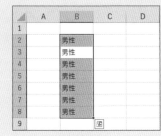

まず，上下方向に複数のセルを選択し，一番上のセルに「男性」の文字を入れ [Enter] を押します。

セルはその1つ下に下がります。選択されていたセル範囲の色は変わり，アクティブセルは白くなっています。

ここで [Ctrl]+[D] を押すと，全体に同じ文字が入ります。

MEMO　この操作を右方向に選択したセルに行う場合は，[Ctrl]+[R] を押します。

　　[Ctrl] + [Enter] の場合は少し異なり，方向が縦でも横でも，またセルが連続していなくても一気にデータを貼り付けることができます（図2）。

図2　[Ctrl] + [Enter] ①

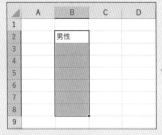

文字を入力

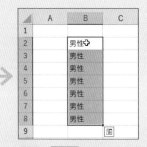

[Ctrl]+[Enter] で同じ文字を入力

　　これだけではこの機能の便利さがわかりませんが，フィルター機能（57頁）を使うときに便利です。

　　たとえば，血液型がB型の者のみをオートフィルターで選択後，対象範囲をドラッグして「B+」の文字を入力してから [Ctrl]+[Enter] を押すと，Bの文字が一気にB+に変換されます（図3）。

図3　[Ctrl] + [Enter] ②

	A	B	C	D	E	F
1	ID	名前	年齢	血液	身長	出身
4	3	京本	46	B+	153	1
8	7	高松	26	B	152	1
17	16	今村	33	B	162	1
23	22	大谷	41	B	163	1
24	23	植田	35	B	160	2
28	27	藤倉	40	B	156	2
42	41	今井	50	B	160	2
44	43	友田	31	B	163	2
47	46	小出	32	B	155	2
49	48	川田	38	B	190	1

B型のみ選択

	A	B	C	D	E	F
1	ID	名前	年齢	血液	身長	出身
4	3	京本	46	B+	153	1
8	7	高松	26	B+	152	1
17	16	今村	33	B+	162	1
23	22	大谷	41	B+	163	1
24	23	植田	35	B+	160	2
28	27	藤倉	40	B+	156	2
42	41	今井	50	B+	160	2
44	43	友田	31	B+	163	2
47	46	小出	32	B+	155	2
49	48	川田	38	B+	190	1

B+ を入れたのち，[Ctrl]+[Enter] で変換

ワザその③：セルの書式設定

　セルに入力したデータの書式を変更するには，アクセスキーによる方法（20頁）もありますが以下のショートカットの操作が便利です。なお，アクセスキーの $\boxed{\text{Alt}}$ を使うときは1文字ずつ入力します。$\boxed{\text{Ctrl}}$ を使うときは各キーを同時に押します。

$\boxed{\text{Ctrl}}+\boxed{\text{B}}$	太字の書式の設定と解除を切り替えます。
$\boxed{\text{Ctrl}}+\boxed{\text{I}}$	斜体の書式の設定と解除を切り替えます。
$\boxed{\text{Ctrl}}+\boxed{\text{U}}$	下線の設定と解除を切り替えます。
$\boxed{\text{Alt}}+\boxed{\text{H}}+\boxed{\text{F}}\boxed{\text{G}}$	フォントのポイント数を大きくします。
$\boxed{\text{Alt}}+\boxed{\text{H}}+\boxed{\text{F}}\boxed{\text{K}}$	フォントのポイント数を小さくします。
$\boxed{\text{Ctrl}}+\boxed{\text{Shift}}+\boxed{\text{F}}$	［セルの書式設定］ダイアログボックスの「フォント」タブを表示します。
$\boxed{\text{Alt}}+\boxed{\text{Enter}}$ （図4，5）	$\boxed{\text{Alt}}+\boxed{\text{Enter}}$ を押すと，セル内で改行します。改行をまとめて削除する方法は下記参照。

　この中の，$\boxed{\text{Alt}}+\boxed{\text{Enter}}$ について説明します。これはセル内で折り返しをして文字を表示するのではなく，任意の場所で改行する機能です。最初に，「町での体重　調査員が急に質問をしたときの回答」という文字列を用意します（図4）。この文字列で「町での体重」のあとに改行を入れます。そのため，数式バーの中で改行したい場所をクリックしておきます。

図4　$\boxed{\text{Alt}}+\boxed{\text{Enter}}$

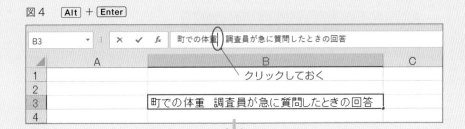

　次に，$\boxed{\text{Alt}}+\boxed{\text{Enter}}$ を押すと改行されます。その時点で，行の高さが足りずに文字が隠れたら適宜セルの高さを調整します。それには，画面左の「4」と行番号の書いてある場所をカーソルでドラッグして行の高さを変更します。その結果，文字列の任意の場所で改行ができました。

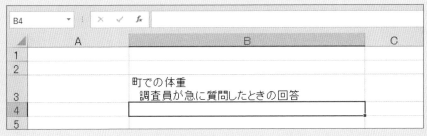

　このような改行を一挙に削除するには，検索と置換の機能を使います（ホーム→［編集］→検索と選択→置換と選ぶ，もしくは $\boxed{\text{Ctrl}}+\boxed{\text{F}}$ を押し，置換をクリックします）。

検索する文字列の所に Ctrl+J を入力します。ただし，この文字は画面には表示されません。置換後の文字列の所には，検索文字を削除する意味で Enter のみを入力します（図5）。

図5　Ctrl + J

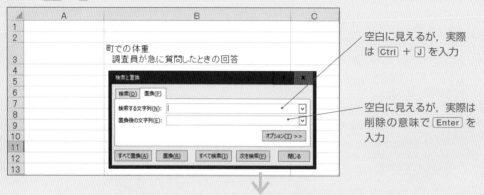

空白に見えるが，実際は Ctrl + J を入力

空白に見えるが，実際は削除の意味で Enter を入力

その結果，改行は削除されて1行の文字列に戻ります。

ワザその④：セルの表示形式の変更

入力した数値は，見方によっては数字であり，見方によっては日付です。ここでは，43638.5 という数字の表示を変更する例を示します。

キー	説明	結果
Ctrl+Shift+^	[標準] 表示形式を設定します。	43638.5
Ctrl+Shift+S	[通貨] 表示形式 (¥1,234) を設定します。	¥43,639
Ctrl+Shift+%	[パーセンテージ] 表示形式 (小数点以下の桁数 0) を設定します。	436850%
Ctrl+^	[指数] 表示形式 (小数点以下の桁数 2) を設定します。例：3.14E+02　E+02 は 10 の 2 乗を示し（314），E-02 は 10 の 2 乗分の1（0.0314）を示します。	4.36E+04
Ctrl+Shift+#	[日付] 表示形式 (yyyy/mm/dd) を設定します。	2019/6/22
Ctrl+@	[時刻] 表示形式 (hh:mm，24 時間表示) を設定します。	12:00

43638.5 の値は，日付でいえば 2019 年 6 月 22 日の 12 時ちょうどを意味しています。それぞれのショートカットの機能を使うと，前頁の表の右端の表示形式になります。

MEMO 注意すべきは，指数表示形式にした場合です。この例では，小数点以下の桁数を 2 桁とし，E+04 のように＋のあとの 2 桁で 10 のべき乗を示しています。もし E-02 であれば，10 の 2 乗分の 1 つまり 1/100 を示します。

ワザその⑤：セル範囲の選択

リスト形式データの決められた範囲を選択するには，下記のような操作をします。

なお，ピボットテーブルとは，Excel のクロス集計表のことです。詳しくは，Step 4 の「2. ピボットテーブルで集計する」（110 頁）を参照してください。

Ctrl+A	ワークシート全体もしくは，値のあるセルを囲むような長方形領域を選択します。
Shift+方向キー	Shift ＋ 方向キーを押すと，その方向の値のある最後のセルに，アクティブセルを移動します。
Ctrl+Shift＋方向キー	アクティブセルと同じ行または列にある空白以外の最後のセルまで選択範囲を拡張して，アクティブセルにします。次のセルが空白の場合は，選択範囲を次の空白以外のセルまで拡張します。
Ctrl+Shift+＊（図6）	ピボットテーブル レポートで，ピボットテーブル レポート全体を選択します。

「p73-Nurse.xlsx」（73 頁参照）のデータから行ラベルに性別を，列ラベルに性格を選び，値を個数／ID としてピボットテーブルを作り，空白のデータを除外しました。その後，ピボットテーブルの中をクリックして，Ctrl+Shift+＊ もしくは Ctrl+A を押すとピボットテーブル全体が選択されます（図6）。ピボットテーブル全体をドラッグしてセルを選択してもよいのですが，この操作のほうが早くて確実です。

図6 Ctrl + Shift + ＊ もしくは Ctrl + A

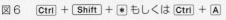

ワザその⑥：セルの移動

データの入力では通常は最後に Enter を押すため，下方向のセルに移動します。しかし，リスト形式データでは右方向にデータが伸びているので，データ入力後に Tab を押せば右方向にどんどん入力できます。

Enter	セルまたは数式バーの入力を確定し，下のセルを選択します（下へ移動）。
Shift + Enter	セルの入力を確定し，すぐ上のセルを選択します（上へ移動）。
Tab	ワークシート内の右のセルに移動します（右へ移動）。
Shift + Tab	ワークシート内の左のセルに移動します（左へ移動）。
BackSpace	数式バーで，左にある文字を1字削除します。
Del	選択したセルの書式やコメントを維持したまま，セルの内容（データや数式）を削除します。

Ctrl+G は，ジャンプ先のセルの位置が決まっているときに使うと便利です。

Ctrl+F は検索と置換をするときに使います。

Ctrl + G	［ジャンプ］ダイアログ ボックスを表示し，任意の位置のセルに移動できます。
Ctrl + F	［検索と置換］ダイアログ ボックスの［検索］タブを表示します。

ワザその⑦：データの便利な入力方法

データを入力するときに便利な方法を，下記に示します。

Ctrl+: と Ctrl+: は，現在の日付や時刻を入れるのにとても便利です。

Alt+N+U では，記号と特殊文字の入力ウィンドウが開きます。英文の図表説明によく出てくる，ダガー（†：文字コード 2020），ダブルダガー（‡：文字コード 2021），段落記号（¶：文字コード 00B6）などの記号が入力できます。

Alt+N+E では各種の数式が入力できます。また，$\sqrt{}$，Σ，！などを用いた数式も入力できます。あるいは，挿入→［記号と特殊文字］→数式と入力します。

Ctrl + : （セミコロン）	現在の日付を入力します。
Ctrl + : （コロン）	現在の時刻を入力します。
Alt + N + U	記号や特殊文字の画面が表示されます。
Alt + N + E	数式が表示されます。

ワザその⑧：一連のデータ入力

連続した値を入力するには，図7のようにセルの最初に開始値を入れ，次のセルに2番目の値を入れます。開始値を含むセルを選択し，フィルハンドル（選択範囲の右下隅に表示される，小さな黒い四角形）を入力対象範囲の最後までドラッグします。そうすると，一連の番号が生成されます。

昇順で番号を入力するには下または右にドラッグし，降順で番号を入力するには上または左にドラッグします。

なお，Ctrl を押しながら開始値のセルをフィルハンドルでドラッグすると，1だけ増加した値が貼り付けられます。

図7 連続データの入力

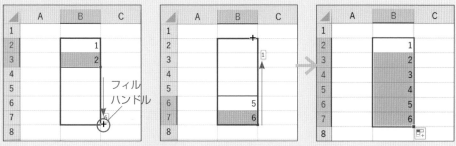

1，2と入力し下へドラッグ　6，5と入力し上へドラッグ　連続データが入力される。
または

　日付データの入力後，フィルハンドルを右クリックしてドラッグすると，図8のように増分のオプションが現れます。そこで，1日おき，1月おき，1年おきなどが選べますが，ここでは1月おきを選びました。

図8 増分のオプションを選ぶ

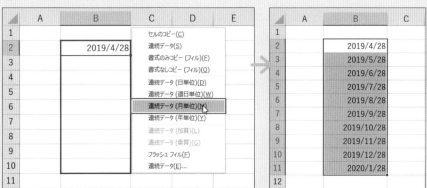

　オプションの最後にある，連続データを選ぶと自分の好きな値で増加できます。図9では，7日ずつ増加するようにしました。

図9 増分値を設定する

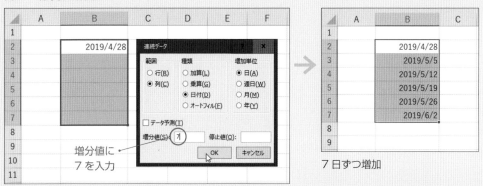

増分値に
7を入力

7日ずつ増加

なお，数字を1つ入力し，そのセルを [Ctrl] を押しながら左クリックして下方向にドラッグすると，一連の数字が入ります（図10）。

図10　一連の数字の入力

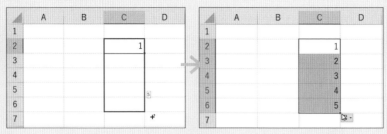

ワザその⑨：罫線の操作

　罫線の操作の裏ワザはあまりなく，下記のような外枠罫線の設定とその解除ぐらいです。データを [Delete] で消去しても罫線が残るので，[Ctrl]＋[Shift]＋[_]で罫線を削除しましょう。

[Ctrl]＋[Shift]＋[&]	選択したセルに外枠罫線を適用します。
[Ctrl]＋[Shift]＋[_]	選択したセルから外枠罫線を削除します。
[Alt]＋[H]＋[B]＋[N]	罫線をすべて削除します。

おわりに

　このほかに，いくつもの便利なキー操作方法がヘルプファイルにあります。一度，ゆっくりヘルプを読んで，役立つ操作を勉強しておいてください。

データを準備しよう

Step **2**

Step 2 では，簡単な患者台帳を作成して以下の
情報処理の練習をします。

- データ例を入力し自分用練習台帳を作成
- 手際のよいデータ入力・修正方法
- 関数を用いたデータの変換方法
- 他のソフト使用のためにデータを変形する操作

これらの操作により患者台帳は使いやすくなり
より多くの情報を得ることができます。
準備をしっかりしておけば，データの分析は楽に進みます。

練習用患者台帳を作る

最初に Excel を起動し，初期画面を表示します。A 列 1 行がアクティブセルとなり，ここにデータを入力できる状態になっています。

項目名の入力

今回作る練習用患者台帳のデータは，患者番号，診療科，入院日，退院日の 4 項目のみとし，それらの名前（項目名とよびます）を入力します（**図 2-1**）。

図 2-1　初期画面に項目を入力

	A	B	C	D
1	患者番号	診療科	入院日	退院日
2				
3				
4				
5				

1 行目に左のように入力します。

図 2-1 のように一番上に変数名があり，その下に 1 行ごとに 1 つのデータを入れるデータ形式を，リストもしくはテーブルとよびます。リストとは，一番上の行に項目名の見出しのついたワークシートで，氏名，入院年月日のように同じ項目のデータが入力されたものです。リストはデータベースとしても使用され，そのときは行がレコード，列がフィールドとなります。

データの入力

下記のデータを実際に入力してみましょう。

患者番号	診療科	入院日	退院日
633	5	2020/1/4	2020/1/16
340	3	2020/1/25	2020/2/20
385	5	2020/1/29	2020/2/16

データ入力の際，入力内容が上記の例と違ってもかまいません。入院日を診療開始日，退院日を最終診療日にしてもいいでしょう。ただし，診療科は 1 から 5 までの適当な数字を入れて，入院日は年月日を半角スラッシュ「/」で区切って適当な日付を入れてください。

また，退院日は入院日よりある程度の日数が経過した日付を入れます。退院日が入院日より後になる点のみ注意してください。

初めて入力するときは，A2 をクリックして 633 と入力し，B2 をクリックして 5 と入力し，といった操作を繰り返します（**図 2-2**）。しかし，これではマウスとキーボードの作業が煩雑になり手も疲れます。

図 2-2　データの入力

	A	B	C	D
1	患者番号	診療科	入院日	退院日
2	633	5		
3				
4				
5				

もう少し楽に入力するには，まず入力対象の連続したセル領域（**図 2-3** では A2:D3）をドラッグします。この例では，A2 で 633 と入力した後に [Tab] を押すと，A2 から B2 にカーソルが移動しますので，続けて入力します。D2 の「2020/1/16」入力終了後に [Tab] を押すと，今度はカーソルは A3 に移動します。あとは連続してデータを入力していきます。データを入力して，「患者台帳」という名称で保存しておいてください。「8．データを修正する」の項（60 頁）で使います。

図 2-3　入力対象のセル領域をドラッグし [Tab] を押しながら入力

	A	B	C	D	E
1	患者番号	診療科	入院日	退院日	
2	633	5	2020/1/4	2020/1/16	
3	340				
4					
5					

なお，100 件分のデータ「p47- 患者台帳 .xlsx」を，https://www.igaku-shoin.co.jp/prd/04079/ からダウンロードできます。

2　診療科コードより科名を求める

ここでは，診療科の区別を数字の診療科コードで行っています。しかし，単にコード表示ではわかりにくいため，コードに対応した名称をリストに表示しましょう。

コードと名称の対応表の作成

まず，練習用患者台帳リストの右側に診療科名リストとして，診療科コードと診療科名の対応表を作成します（**図 2-4**）。診療科コードの最初には 0 が置いてあり，その右側のセルにはシングルクオーテーション「'」のみが入力されています（ただし，「'」のみでは何も表示されません）。これは，診療科コードが入力されていないときに，エラー値が表示されるのを避けるためです。また，5 の耳鼻科の次に 6 の入力ミスを定義し，使用しない大きな値として 9999 の空白を設定しました。これは，6 から 9999 までの数字を間違って入力されたときに，入力ミスの表示が出るようにするためです。

図2-4 コードと名称の対応表

	A	B	C	D	E	F	G	H	I	J
1	患者番号	診療科	入院日	退院日			診療科	診療科名		
2	633	5	2020/1/4	2020/1/16			0		「'」が入力され	
3	340	3	2020/1/25	2020/2/20			1	内科	ているが、表示	
4	385	5	2020/1/29	2020/2/16			2	外科	されない	
5	495	2	2020/1/7	2020/1/28			3	眼科		
6	654	1	2020/1/15	2020/1/16			4	小児科	診療科名リスト	
7	987	4	2020/2/9	2020/2/20			5	耳鼻科		
8	77	3	2020/1/22	2020/2/20			6	入力ミス		
9	481	5	2020/1/18	2020/2/7			9999			
10	539	3	2020/1/30	2020/2/13						
11	583	2	2020/1/6	2020/1/9						

LOOKUP 関数を使った対応

患者台帳の診療科コードから診療科リストの診療科名を対応させるには、LOOKUP 関数を使います。これは、LOOKUP(検査値, 検査範囲, 対応範囲)の形式で使います。この場合は次のようになります。

検査値：患者台帳の B 列にある診療科コード

検査範囲：画面右側の G 列にある診療科コード

対応範囲：H 列の診療科名

なお、検査範囲にある値は、コードの小さい順に並べ替えされていなければなりません。

①名前の定義

Excel では、前もって一定の領域に名前をつけると、処理をしやすくできます。これを「名前の定義」とよびます。検査範囲と対応範囲を指定するには、この範囲に名前を定義して用います。そのためには、診療科名リストの G 列、すなわち、診療科コードの部分をドラッグします。そして、数式→[定義された名前]→名前の定義→名前の定義、と選択します（図2-5）。

図2-5 名前の定義（診療科コード）

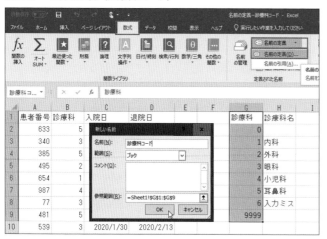

新しい名前のウィンドウが表示されますので、名前に「診療科コード」と入力し、OK ボタンをクリックします。

図2-6　名前の定義（診療科名）

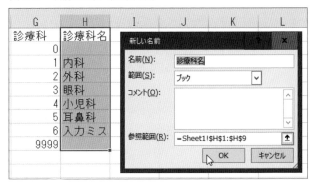

同様にして，「診療科名」の名前も定義します（図2-6）。

② LOOKUP 関数の入力

画面では退院日の隣のE列を使い，ここに診療科名を表示することにします。まず，E1に項目名として「科名」を入れます。

次にE列にLOOKUP関数を入れるため，E2に「=LOOKUP(B2,診療科コード,診療科名)」と入力します。これは，B2つまりすでに入力済の患者台帳の診療科コードを用いて，定義してある名前の診療科コードを検査し，検査結果が一致するものがあればその診療科名を表示するためです。

最後に，E2に入力したLOOKUP関数をコピーして，E3からE101までペーストすると，E列に診療科名として，耳鼻科，眼科などが表示されます（図2-7）。

この表は後で使用しますので，「科名付患者台帳」という名称で保存しておいてください。

図2-7　科名付患者台帳

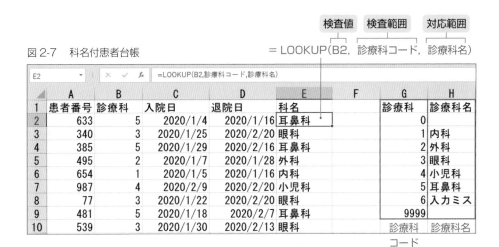

③ 検索の確認

もし入力されたコードがなかったら，科名欄は空白に，範囲外のコードが入力されたら，入力ミスの表示になります。

B2からB11にかけて適当な数値を入力し，科名の表示を検査した結果を図2-8に示します。

図2-8　科名の確認

診療科のコードを適宜変更して，科名の表示がどうなるかを確認してみよう

=LOOKUP(B2, 診療科コード, 診療科名)

	A	B	C	D	E	F	G	H	I
1	患者番号	診療科	入院日	退院日	科名		診療科	診療科名	
2	633	0	2020/1/4	2020/1/16			0		
3	340	1	2020/1/25	2020/2/20	内科		1	内科	
4	385	2	2020/1/29	2020/2/16	外科		2	外科	
5	495	3	2020/1/7	2020/1/28	眼科		3	眼科	
6	654	4	2020/1/5	2020/1/16	小児科		4	小児科	
7	987	5	2020/2/9	2020/2/20	耳鼻科		5	耳鼻科	
8	77	6	2020/1/22	2020/2/20	入力ミス		6	入力ミス	
9	481	7	2020/1/18	2020/2/7	入力ミス		9999		
10	539		2020/1/30	2020/2/13			診療科	診療科名	
11	583	99	2020/1/6	2020/1/9	入力ミス		コード		
12	620	1	2020/1/26	2020/2/11	内科				
13	256	2	2020/1/12	2020/1/31	外科				
14	563	5	2020/1/23	2020/2/12	耳鼻科				
15	406	5	2020/1/31	2020/2/2	耳鼻科				
16	457	4	2020/1/31	2020/2/12	小児科				

MEMO

●事前にE列の診療科名にLOOKUP関数を入力しておけば，B列の診療科コードを入力するごとに対応する名称が表示されるので，入力内容の確認が簡単にできます。

●LOOKUP関数に類似するものとして，VLOOKUP関数やHLOOKUP関数があります。これらは一度調べてみてください。

3 日付から在院日数と曜日を求める

臨床データの多くには，検査日や検査時刻が入っています。自分たちで作成したこれらの臨床データから，より多くの情報を得て有効活用しましょう。

電子カルテがあるから，自分では解析しなくてもよいと思うかもしれません。しかし，既存のデータで現場がよくなるのなら，現場はもっとよくなっているはずです。**皆さんは，自分のデータを自分の目で見て，人に頼らず，自分手で解析し，自分の頭で考えて，現場をよくしてください。**

ここでは，練習として患者台帳から在院日数と曜日を求めてみます。

科名付患者台帳の利用

病床の効率的な運用を考えるときには，年，月，曜日などで在院日数がどのように変化するかを把握する必要があります。ここでは日付に関する関数を用いて，さまざまな情報を得ます。

データとして，前の項で作成した「科名付患者台帳」を利用します。現データでは，G列とH列に診療科名リストが残っていますので，これを少し右方向にずらします。

図 2-9 列の挿入

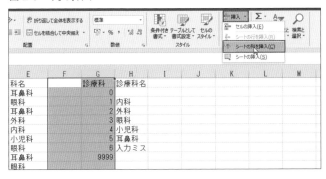

列名のＦとＧをクリックして列全体を選択し，ホーム→[セル]→挿入→シートの列を挿入，と選びます（**図2-9**）。これで診療科名リストは右方向へ２列移動します。

在院日数を求める

最初に在院日数を求めます。F1 に在院日数と入力し，F2 には在院日数を求める数式「=D2−C2+1」を入力します（**図2-10**）。

図 2-10 在院日数を求める数式

	A	B	C	D	E	F	G
1	患者番号	診療科	入院日	退院日	科名	在院日数	
2	633	5	2020/1/4	2020/1/16	耳鼻科	=D2−C2+1	
3	340	3	2020/1/25	2020/2/20	眼科		
4	385	5	2020/1/29	2020/2/16	耳鼻科		
5	495	2	2020/1/7	2020/1/28	外科		
6	654	1	2020/1/5	2020/1/16	内科		
7	987	4	2020/2/9	2020/2/20	小児科		

C2　=D2-C2+1

図 2-11 在院日数の書式設定

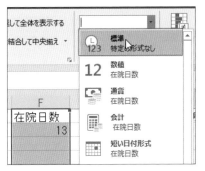

在院日数の表示がおかしいとき（######など）は，Ｆ列を選択しホーム→[数値]→標準→標準と設定すれば，在院日数を得ることができます（**図2-11**）。

年，月，日や入院曜日を求める

次に，日付から，年，月，日や曜日の情報を入手します。数式バーの横の *fx*（**図2-10**の①）をクリックし，関数の挿入で YEAR,MONTH,DAY 関数を選ぶと，解析対象とする日付変数の年，月，日の値を知ることができます。画面に年月日のデータから希望する部分を表示するのみであれば，次に述べる TEXT 関数でもよいのですが，年，月で集計するときは年や月の数字そのものを抽出する必要があります。そのときには YEAR,

MONTH,DAY 関数を用いてそれらの値を抽出します。TODAY 関数では入力している日の日付を得られます。

また，TEXT 関数「=TEXT(対象セル，"ddddd")」を入れると，曜日が英語で表示されて便利です（**図2-12**）。

図2-12　TEXT 関数

	A	B	C	D	E	F	G	H
1	患者番号	診療科	入院日	退院日	科名	在院日数	入院曜日	
2	633	5	2020/1/4	2020/1/16	耳鼻科	13	=TEXT(C2,"ddddd")	
3	340	3	2020/1/25	2020/2/20	眼科			
4	385	5	2020/1/29	2020/2/16	耳鼻科			
5	495	2	2020/1/7	2020/1/28	外科			
6	654	1	2020/1/5	2020/1/16	内科			
7	987	4	2020/2/9	2020/2/20	小児科			

F2 と G2 の在院日数と入院曜日をコピーして必要領域にペーストし，全体の在院日数と入院曜日を求めます。このデータは「曜日付患者台帳」という名称で保存しておいてください（**図2-13**）。

図2-13　曜日付患者台帳

	A	B	C	D	E	F	G
1	患者番号	診療科	入院日	退院日	科名	在院日数	入院曜日
2	633	5	2020/1/4	2020/1/16	耳鼻科	13	Saturday
3	340	3	2020/1/25	2020/2/20	眼科	27	Saturday
4	385	5	2020/1/29	2020/2/16	耳鼻科	19	Wednesday
5	495	2	2020/1/7	2020/1/28	外科	22	Tuesday
6	654	1	2020/1/5	2020/1/16	内科	12	Sunday
7	987	4	2020/2/9	2020/2/20	小児科	12	Sunday

4　各種の統計量を求める

自分が集めた臨床データを，自分の手で解析し，自分の目で確かめて自分の頭で考えて表現するには，各種の統計量でデータ分布を検討するのが重要です。そこで，ここでは各種の関数を用いて，平均値，標準偏差，最頻値，最大値，最小値，中央値などの統計量を求めましょう。

図2-14　対象とするデータ

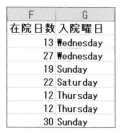

F	G
在院日数	入院曜日
13	Wednesday
27	Wednesday
19	Sunday
22	Saturday
12	Thursday
12	Thursday
30	Sunday

「曜日付患者台帳」中のデータ（**図2-14**）から統計量を求めます。

統計量の結果

図2-15に，Excelの関数（K列）で平均値，標準偏差，最小値，最大値，データの個数，パーセンタイル値などを求めた結果（J列）を示します。結果の小数点以下の桁数を調整したい場合は，ホーム→[数値]→小数点以下の表示桁数を減らす（増やす），をクリックして調整します。

MODE.SNGL関数（図2-15の①）は，単一の列中で最も頻度の高い値を求めます。

パーセンタイル値は百分位数ともいい，その値までが全体の個数に占める割合を示します。そのため，10パーセンタイル値はそこまでで全体の10%の個数があり，50パーセンタイル値は全体数の真ん中を示します。50パーセンタイル値はMedianまたは中央値ともよばれます。

パーセンタイル値の求め方は「=PERCENTILE(範囲,目的の百分位の値)」とし，目的の百分位の値は10パーセンタイル値を求める場合は0.1，75パーセンタイル値を求める場合は0.75となります（②）。

図2-15 統計量の結果

	F	G	H	I	J	K	L
1	在院日数	入院曜日					
2	13	Saturday		統計量	結果	関数の記述	
3	27	Saturday		データの個数	100	=COUNT(F2:F101)	
4	19	Wednesday		最小値	1	=MIN(F2:F101)	
5	22	Tuesday		平均値	14.38	=AVERAGE(F2:F101)	
6	12	Sunday		最大値	30	=MAX(F2:F101)	
7	12	Sunday		標準偏差	8.66	=STDEV.S(F2:F101)	
8	30	Wednesday		最頻値	21	=MODE.SNGL(F2:H101)	①
9	21	Saturday					
10	15	Thursday		10パーセンタイル値	3	=PERCENTILE(F2:F101,0.1)	
11	4	Monday		25パーセンタイル値	7	=PERCENTILE(F2:F101,0.25)	
12	17	Sunday		50パーセンタイル値	13	=PERCENTILE(F2:F101,0.5)	②
13	20	Sunday		75パーセンタイル値	21.25	=PERCENTILE(F2:F101,0.75)	
14	21	Thursday		90パーセンタイル値	26	=PERCENTILE(F2:F101,0.9)	
15	3	Friday					

5 条件付き書式で条件に合致するセルを強調する

条件付き書式

条件付き書式の機能を使うと，ある条件に合致するセルに色を付けたり，強調して表示できます（図2-16）。

図 2-16　条件付き書式の設定

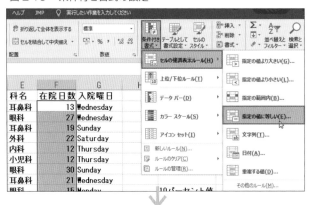

一例として，ホーム→[スタイル]→条件付き書式→セルの強調表示ルール→指定の値に等しい，と選びます。

ここでは，「指定の値に等しい」を選びましたが，「指定の値より大きい」「指定の値より小さい」といった一連の指定方法があることを確認しておきましょう。上もしくは下から数件の値を強調して示すことができ，便利です。

MODE.SNGL 関数で求めた在院日数の最頻値が 21 日だった（**図 2-15**）ので，指定の値に 21 を入力します（**図 2-17**）。表示の書式は，初期値の「濃い赤の文字，明るい赤の背景」のままにしておくと，在院日数中で条件に一致する値が強調されて表示されます。

図 2-17　最頻値の強調

E	F	G	H	I	J	K
科名	在院日数	入院曜日				
耳鼻科	13	Wednesday				
眼科	27	Wednesday				
耳鼻科	19	Sunday				
外科	22	Saturday				
内科	12	Thursday				
小児科	12	Thursday	標準偏差		8.66	=STDEV.S(F2:F101)
眼科	30	Sunday	最頻値		21	=MODE.SNGL(F2:H10
耳鼻科	21	Wednesday				
眼科	15	Monday	10パーセント値		3	=PERCENTILE(F2:F1
外科	4	Friday	25パーセント値		7	=PERCENTILE(F2:F1
内科	17	Thursday	50パーセント値		13	=PERCENTILE(F2:F1
外科	20	Thursday	75パーセント値		21.25	=PERCENTILE(F2:F1
耳鼻科	21	Monday	90パーセント値		26	=PERCENTILE(F2:F1
耳鼻科	3	Tuesday				

ダイアログ：
指定の値に等しい
次の値に等しいセルを書式設定：
21　　書式：濃い赤の文字、明るい赤の背景
OK　キャンセル

その他の条件付き書式の設定

Excel では，セルの値に従って色を付けたり，データの大きさに比例した小さな棒グラフ（データバー），値に対応するアイコンを設定することもできます（**図 2-18**）。これは，検査結果，成績などの上位・中位・下位を色分けすることができ，全体の傾向を視覚的に把握するのに便利です。在院日数ではデータ範囲をドラッグした後で，各種の条件付き書式を設定するとよいでしょう。

この種の設定方法は，いざ，発表資料の作成で使おうと思っても時間不足でできないケースが多いので，今のうちに体験しておいてください。何度か書きましたが，データ分析は自分の手で行うのが原則です。時間のあるときに，いろいろな機能を身につけておきましょう。

図 2-18　その他の条件付き書式の例

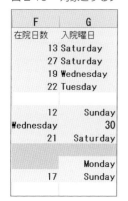

6　データの個数を数える

　すでに，データから平均値や標準偏差などの統計量を求める方法を学びました。ここでは，「曜日付患者台帳」の一部で，数値データ，欠損値を含むデータ，条件に合致したデータ数などを勘定します。

図 2-19　対象とするデータ

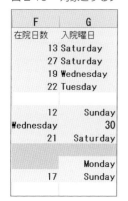

F	G
在院日数	入院曜日
13	Saturday
27	Saturday
19	Wednesday
22	Tuesday
12	Sunday
Wednesday	30
21	Saturday
	Monday
17	Sunday

　最初に，「曜日付患者台帳」の一部を抜き出して，1 行挿入したり，数値を手で入力したりして，左のようなデータを用意します（図 2-19）。

セルの個数

　数値を含むセルの個数を数えるときは，COUNT 関数を使います。この関数は，論理値，文字列，またはエラー値の個数を調べる必要がない場合に用います。

　COUNTA 関数では，エラー値や空の文字列 ("") を含め，すべての種類のデータを含むセルが計算の対象となりますが，空白セルは計算の対象にはなりません（図 2-20）。

図2-20 COUNT関数とCOUNTA関数の使用例

	F	G	H	I	J	K
1	在院日数	入院曜日				
2	13	Saturday		統計量	結果	関数の記述
3	27	Saturday		上側F列の個数	4	=COUNT(F2:F6)
4	19	Wednesday		上側G列の個数	4	=COUNTA(G2:G6)
5	22	Tuesday				
6				下側F列の個数	3	=COUNT(F7:F12)
7	12	Sunday				
8	Wednesday	30				
9	21	Saturday				
10						
11		Monday		下側G列の個数	5	=COUNTA(G7:G12)
12	17	Sunday				
13						
14						

欠損値2か所,文字1か所を除外,数値のデータは3か所

欠損値1か所を除外,データは5か所

条件を満たすセルの個数

特定の条件を満たすセルのみを勘定する場合は,COUNTIF関数またはCOUNTIFS関数を使用します。COUNTIF関数は条件が1種類,COUNTIFS関数は条件が複数ある場合に使います（**図2-21**）。

大量のデータから2×2の4分表を作るには,Step4で述べるピボットテーブルの機能を使い（110頁参照）,条件に合致した件数を勘定するのが楽ですが,COUNTIF関数やCOUNTIFS関数でも計数ができます。

図2-21 COUNTIF関数とCOUNTIFS関数の使用例

	E	F	G	H	I	J	K
1	科名	在院日数	入院曜日				
2	耳鼻科	13	Saturday		統計量	結果	関数の記述
3	眼科	27	Saturday		①E列が耳鼻科	5	=COUNTIF(E2:E15,"耳鼻科")
4	耳鼻科	19	Wednesday		（COUNTIF関数）		
5	外科	22	Tuesday				
6	内科	12	Sunday		②E列が耳鼻科でかつ	2	=COUNTIFS(E2:E15,"耳鼻科",F2:F15,">=20")
7	小児科	12	Sunday		F列が20以上		
8	眼科	30	Wednesday		（COUNTIFS関数）		
9	耳鼻科	21	Saturday				
10	眼科	15	Thursday				
11	外科	4	Monday				
12	内科	17	Sunday				
13	外科	20	Sunday				
14	耳鼻科	21	Thursday				
15	耳鼻科	3	Friday				
16							

13行目は在院日数が20日ではあるが,診療科が外科なので,統計量②の対象とならない。

7 データのフィルターと並べ替え

ここでは「曜日付患者台帳」の一部を使い，特定のデータを探す方法を説明します。

フィルター

フィルターとは，各列で指定した条件に合致するものだけを表示する機能です。ワークシート内の情報にフィルターを用いると，希望する値をすばやく見つけられます。複数列に同時に適用できるので，リストのデータにフィルターを使うと，表示する必要があるデータのみを示せます。

各種のデータを処理するときは，一般的に，ある条件に一致するデータをフィルターで表示し，それを別のシートに貼り付けて各種の処理をします。ここでは，**在院日数が20日以上の内科の患者のみ**を表示する例を説明します。

条件の設定

リストの左上のセルを選び，ホーム→[編集]→並べ替えとフィルター→フィルター，と選びます。そうするとリスト形式のデータ全体が対象となり，**図2-22**のような画面が出るので，「診療料」の右側に表示されている▼をクリックし，「(すべて選択)」のチェックを外し，診療科＝1の内科のみを選びます。

なお，リストの左上のセルを選んでから，Ctrl + →，そしてCtrl + ↓でリスト全体を選んだ後で上記の操作をしてもかまいません。

図2-22 条件設定：診療科

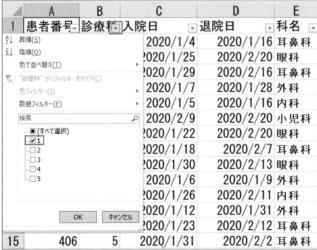

次に，在院日数の右側の▼をクリックし，数値フィルター→「指定の値より大きい」を選び，20日以上と設定します（**図2-23**）。

図 2-23 　条件設定：在院日数

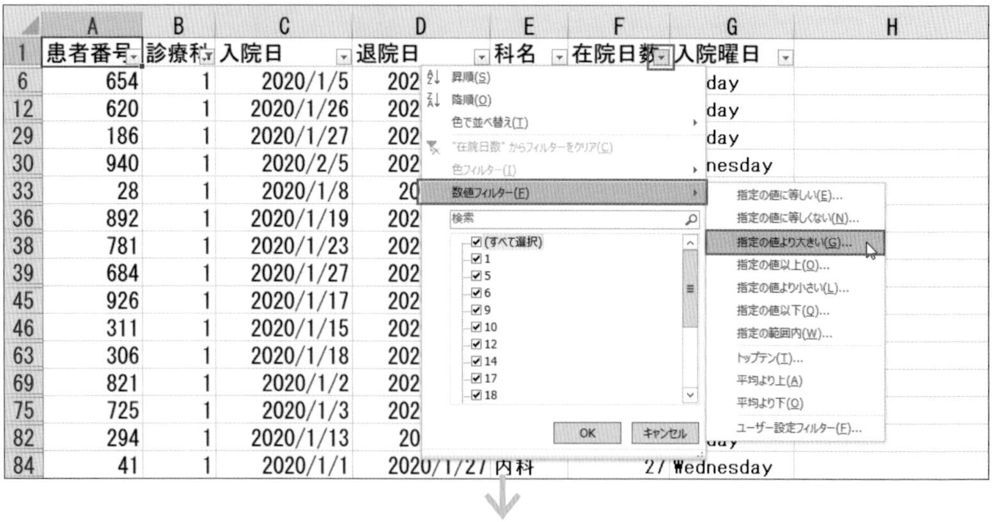

その結果，内科で在院日数が 20 日以上のデータのみ 7 件が表示されます（図 2-24）。

図 2-24 　フィルターをした結果

	A	B	C	D	E	F	G
1	患者番号	診療科	入院日	退院日	科名	在院日数	入院曜日
30	940	1	2020/2/5	2020/2/29	内科	25	Wednesday
33	28	1	2020/1/8	2020/2/3	内科	27	Wednesday
36	892	1	2020/1/19	2020/2/13	内科	26	Sunday
39	684	1	2020/1/27	2020/2/23	内科	28	Monday
82	294	1	2020/1/13	2020/2/2	内科	21	Monday
84	41	1	2020/1/1	2020/1/27	内科	27	Wednesday
91	639	1	2020/1/3	2020/1/26	内科	24	Friday

並べ替え

　　データをチェックする際や，入力ミスの検出，人間にとって見やすい帳票の作成などには，「並べ替え」機能を使います。

　　数字の場合，小さい順，大きい順を選べます。文字の場合は，その文字コード（一種の文字の背番号）の順番になります。そのため，文字データを "あいうえお順" に並べたい場合は，「ふりがな」の列を別に作る必要があります。

優先されるキーの設定

52頁の**図2-13**で作成した「曜日付患者台帳」を用い，B1の「診療科」をクリックします。ホーム→［編集］→並び替えとフィルター→ユーザー設定の並び替え，と選びます。最優先されるキーに「診療科」を設定し，順序は「小さい順」とします。次に「レベルの追加」を押します（**図2-25**）。

図2-25　最優先キーの設定

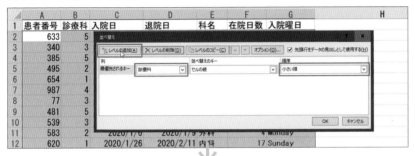

そうすると，次に優先されるキーの表示が出るので「在院日数」を指定し，順序は「小さい順」とします（**図2-26**）。

図2-26　次に優先されるキー

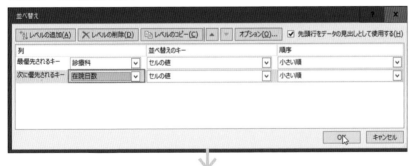

その結果，**図2-27**のように診療科別在院日数順にデータが表示されます。

図2-27　診療科別在院日数順リストの一部

	A	B	C	D	E	F	G
1	患者番号	診療科	入院日	退院日	科名	在院日数	入院曜日
2	781	1	2020/1/23	2020/1/23	内科	1	Thursday
3	926	1	2020/1/17	2020/1/21	内科	5	Friday
4	311	1	2020/1/15	2020/1/20	内科	6	Wednesday
5	451	1	2020/1/25	2020/1/30	内科	6	Saturday
6	821	1	2020/1/2	2020/1/10	内科	9	Thursday
7	725	1	2020/1/3	2020/1/12	内科	10	Friday

8 データを修正する

　ここでは，47頁で作成した「p47-患者台帳.xlsx」を使い，データを手際よく修正する方法を説明します。

フィルターで修正する方法

　図2-28のデータで，診療科の5のコードを50に変更するとします。

図 2-28　最初のデータ

	A	B	C	D
1	患者番号	診療科	入院日	退院日
2	633	5	2020/1/4	2020/1/16
3	340	3	2020/1/25	2020/2/20
4	385	5	2020/1/29	2020/2/16
5	495	2	2020/1/7	2020/1/28
6	654	1	2020/1/5	2020/1/16
7	987	4	2020/2/9	2020/2/20
8	77	3	2020/1/22	2020/2/20
9	481	5	2020/1/18	2020/2/7

　まず A1:D1 をドラッグしてフィルターを設定し，診療科のコードで5のみにチェックを入れます。そうすると診療科=5のデータのみ表示されます（図2-29）。

図 2-29　フィルターの設定

	A	B	C	D
1	患者番号	診療科	入院日	退院日
2	633	5	2020/1/4	2020/1/16
4	385	5	2020/1/29	2020/2/16
9	481	5	2020/1/18	2020/2/7
14	563	5	2020/1/23	2020/2/12
15	406	5	2020/1/31	2020/2/2
17	536	5	2020/1/10	2020/1/23
22	61	5	2020/2/4	2020/2/23
23	18	5	2020/1/7	2020/1/16

　B2 にある5の値を50に書き換えてからその値を Ctrl + C でコピーし，その後，表示されている5の範囲全体をドラッグします（図2-30）。

図 2-30　値の修正とコピー

	A	B	C	D
1	患者番号	診療科	入院日	退院日
2	633	50	2020/1/4	2020/1/16
4	385	5	2020/1/29	2020/2/16
9	481	5	2020/1/18	2020/2/7
14	563	5	2020/1/23	2020/2/12
15	406	5	2020/1/31	2020/2/2
17	536	5	2020/1/10	2020/1/23
22	61	5	2020/2/4	2020/2/23
23	18	5	2020/1/7	2020/1/16

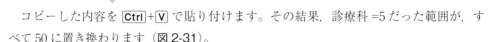

コピーした内容を Ctrl+V で貼り付けます。その結果，診療科 =5 だった範囲が，すべて 50 に置き換わります（**図 2-31**）。

あるいは，一度，診療科が 5 の範囲全体を選択した後に，一番上のセルに 50 を入れ，Ctrl+Enter を押すと，選択範囲が一度に 50 に置き換わります（37 頁「データ入力が楽になる裏ワザ」その②参照）。

図 2-31　5 を 50 に置換

	A	B	C	D
1	患者番号	診療科	入院日	退院日
2	633	50	2020/1/4	2020/1/16
4	385	50	2020/1/29	2020/2/16
9	481	50	2020/1/18	2020/2/7
14	563	50	2020/1/23	2020/2/12
15	406	50	2020/1/31	2020/2/2
17	536	50	2020/1/10	2020/1/23
22	61	50	2020/2/4	2020/2/23
23	18	50	2020/1/7	2020/1/16
25	561	50	2020/1/4	2020/1/18
26	298	50	2020/1/11	2020/1/31

最後にフィルター機能を解除すれば，5 が 50 に置換されているのが確認できます（**図 2-32**）。

図 2-32　すべて表示

	A	B	C	D
1	患者番号	診療科	入院日	退院日
2	633	50	2020/1/4	2020/1/16
3	340	3	2020/1/25	2020/2/20
4	385	50	2020/1/29	2020/2/16
5	495	2	2020/1/7	2020/1/28
6	654	1	2020/1/5	2020/1/16
7	987	4	2020/2/9	2020/2/20

フィルターで置換するには少し操作の手間がかかりますが，選択した値を含む行を確認しながら修正できるのがメリットです。

検索と置換で修正する方法

選択した範囲の，指定した値を一括置換する方法です。**図 2-28** で用いた「患者台帳」を再度用います。最初に置換する範囲を選びます。ここでは B 列全体を選び，ホーム→［編集］→検索と選択→置換，と選択します（**図 2-33**）。

検索する文字列として 5，置換後の文字列として 50 を入力します。

図 2-33　検索と置換の設定

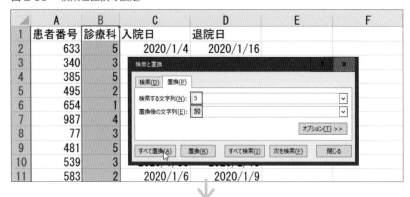

「すべて置換」を押すと，5はすべて50に置換されました（**図 2-34**）。

図 2-34　置換した結果

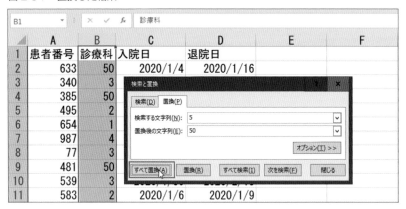

この方法は手軽ですが，一度に置換するには注意が必要です。たとえば，診療科に 1 ～ 5 の値しかない場合はよいのですが，もし 15 や 50 などのコードがあったら 150 や 500 になってしまいます。また，間違えて AB 列を選択したら，A 列の 5 も 50 に置換されてしまいます。

並べ替えをしてから，手で修正する方法

　対象とするデータ範囲を選択してから，ホーム→ [編集] →並べ替えとフィルター→ユーザー設定の並べ替え，と選びます。表示された並べ替えのウインドウ（**図 2-35**）で，最優先されるキーに「診療科」，順序を「大きい順」として「OK」を押します。

図2-35　並べ替えの設定

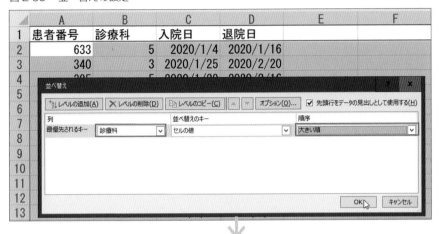

そうすると，修正対象とする診療科がかたまって表示されます。この場合，診療科=5のデータが最上部に表示されます。次に離れたセルに50と入力し，その値を Ctrl + C でコピーします。そして，診療科で5となっている範囲をドラッグします（図2-36）。

図2-36　置き換える値をコピーし対象範囲を選ぶ

	A	B	C	D	E	F
1	患者番号	診療科	入院日	退院日		
2	633	5	2020/1/4	2020/1/16		50
3	385	5	2020/1/29	2020/2/16		
4	481	5	2020/1/18	2020/2/7		
5	563	5	2020/1/23	2020/2/12		
6	406	5	2020/1/31	2020/2/2		

50の値をコピーして
貼り付ける。

最後に，Ctrl + V で5のある領域に50を貼り付けます（図2-37）。

図2-37　貼り付けた結果

	A	B	C	D	E	F
1	患者番号	診療科	入院日	退院日		
2	633	50	2020/1/4	2020/1/16		50
3	385	50	2020/1/29	2020/2/16		
4	481	50	2020/1/18	2020/2/7		
5	563	50	2020/1/23	2020/2/12		
6	406	50	2020/1/31	2020/2/2		

データ修正の注意点

修正する対象が1つのセルであれば，手作業で修正してもかまいませんが，複数個所の修正ではフィルターや並べ替えで修正しましょう。いずれにしろ，自分が操作に慣れて確実に修正できる方法を選んでください。

なお，修正前のファイルは保存しておき，修正後のファイルは，「ファイル名+1」のように数字の枝番を付けて保存しましょう。そうすれば，ある時点で間違った処理をしてもその時点まで戻って修正ができます。

さらに，保存と同時に，セルのどこを修正し，何という名称の新ファイルを作ったかの

記録も研究ノートに残してください。研究ノートに記録を取っておけば，少し時間が空いて作業を再開する場合にとても役立ちます。

9 データを変換する

日付を 2019/8/16 と入れるべきなのに 2019，8，16 と別々のセルに入れた，男性 M ／女性 F を数字の 1 ／ 2 に変換したいなど，一定のルールに従って大量のデータを変換する方法を示します。これは，入力したデータをチェックして実際の解析にかける前の，「データクリーニング」とよばれる作業において威力を発揮します。

年月日を別々に記録してしまった

① DATE 関数の利用

日付の値を 2020/8/16 と入れるはずなのに，年月日を別々に入れたケースがこれにあたります。このような場合は，DATE 関数で「=DATE(2020,8,16)」のように入力すると，Excel の日付値（シリアル値）が作れます。図 2-38 では，DATE 関数の中で，A2，B2，C2 の値を参照して用いています。

図 2-38　DATE 関数

	A	B	C	D	E	F
1	年	月	日	年月日(文字列)	年月日(シリアル値)	
2	2020	8	16		=DATE(A2,B2,C2)	DATE関数を利用
3	2020	8	16			

② DATEVALUE 関数の利用

年月日の表示が Excel の理解可能な文字列であれば，DATEVALUE 関数で，文字列を Excel のシリアル値に変換でき，＆ 記号で 2 つの文字列を結合できます。

図 2-39　年月日の文字列を作る

	A	B	C	D
1	年	月	日	年月日(文字列)
2	2020	8	16	
3	2020	8	16	=A3&"/"&B3&"/"&C3

図 2-39 の例では，まず年月日の数字間に半角スラッシュ「/」を挟んで年月日の文字列を作ります。

その後，DATEVALUE 関数で Excel の日付値（シリアル値）に変換します（図 2-40）。

図 2-40　DATEVALUE 関数でシリアル値に変換

	A	B	C	D	E	F
1	年	月	日	年月日(文字列)	年月日(シリアル値)	
2	2020	8	16		2020/8/16	DATE関数を利用
3	2020	8	16	2020/8/16	=DATEVALUE(D3)	DATEVALUE関数を利用

文字列をシリアル値に変換

この変換方法によって，「令和1年6月23日」という和暦の文字列でもExcelのシリアル値に変換できます。また，あまり知られていませんが，実は，セルの入力時に「令和1年6月23日」と入力すれば，そのまま日付として使えます。しかし，手入力するときは2019/6/23のように半角数字と/のみを使うほうが，年月日の誤入力は少ないでしょう。

日付と時刻を別々に入力してしまった

Excelのシリアル値では，整数部分を日付，小数部分を時刻として扱います。そのため，日付と時刻を一緒に入力すれば時間計算は楽にできます。しかし，別々のセルに記録した場合は，日付は整数部分のみ，時刻は小数部分のみですから，単純に両者の値を合計すればシリアル値を作れます。

IF関数でコードを変換する

すでに入力したコードの値を，条件に従って変換したい場合です。これはLOOKUP関数で行ってもよいのですが，ここではIF関数を使って変換します。

図2-41のC列に，性別として「M，F，S，空白」が入っているとします。Mを1に，Fを2に，残りはerrorに変換します。このようなケースには，IF文を2つ使う，つまりIF文を入れ子にして対処します。

図2-41のD6を見てください。もし，C6の値が文字列の "M" という条件が成り立つ（真）のであれば，1にします。それ以外の偽の場合は，再度IF文を使って，C6の値が "F" であれば2，それ以外は "error" と表示するようにします。

あとは，この式をD列の必要な場所に貼れば，目的とするコード変換ができます。

図2-41　IF文の使用例

	A	B	C	D
5			性別	真の場合┐　コード
6			M	=IF(C6="M",1,IF(C6="F",2,"error"))
7			F	2
8			S	論理式　　error　偽の場合
9				error
10			M	1

もし○○ならば1とし，そうでなく△△ならば2とし，さらに□□ならば3とし……とIF文を複数用いるケースはよく見かけます。

数値を用いて特定の値を取り出す

値のリストから指定した値を取り出したい場合は，CHOOSE関数を使います。たとえば，都道府県コードと都道府県名のリストから，ある都道府県名を取り出したい場合に使用できます。

CHOOSE関数では必ずインデックスを指定し，その番号に基づいて，最大254個の値から1つの値だけを選択できます。この場合のインデックスとは，一連のセルの値の何番目を用いるかという意味です。書式は，「CHOOSE(インデックス, 値1, [値2], …)」です。

図2-42では，インデックスの4に対応する宮城県を表示しています。

図 2-42　都道府県コードで名称を選ぶ

	A	B	C	D	E
16	行政コード	名称		インデックス	名称
17	1	北海道			4 宮城県
18	2	青森県			=CHOOSE(D17,B17,B18,B19,B20)
19	3	岩手県			
20	4	宮城県			インデックス

文字列の数値を数字に変換する

さまざまな処理を繰り返しているとき，あるいはほかのシステムからデータを移送するときに，数値が文字列として記録される場合があります。このような場合にはセルの左上隅に▼が，右側には⬥のアイコンが付きます（**図 2-43**）。

図 2-43　文字列を数値に変換する

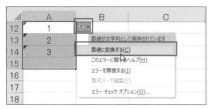

この場合は⬥をクリックして「数値に変換する」を選べば，文字列は数字に変換されます。

少し特殊な方法ですが，**図 2-44** のように 0 のセルを同じ大きさ（この場合は 3 セル分）用意しておき，その範囲の最初のデータの上に貼り付ける際に，形式を選択して貼り付けを選択し，演算中の加算を選びます。

図 2-44　形式を選択して貼り付けの利用

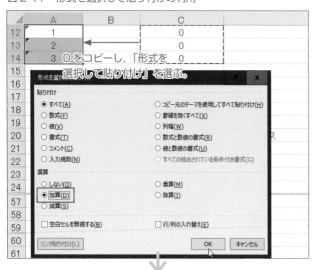

その結果，0 が加算されて文字列の数字表現が通常の数値に変換され，セルの左上にあった▼はなくなります（**図 2-45**）。

図 2-45　変換された結果

	A	B	C
12	1		0
13	2		0
14	3		0
15			

固定長の文字列の特定位置の文字を取り出す

図 2-46 に示すのは，総務省が管理する全国地方公共団体コードです。最初の 2 桁が都道府県コード，その次の 4 桁が市区町村コードです。実際の表は，「総務省 全国地方公共団体コード」で検索してください。

固定長の文字列から，左から指定した文字数を切り出すには LEFT 関数を，何番目の文字から何文字と指定して取り出すには MID 関数を使います（**図 2-46**）。

LEFT 関数は，文字列の先頭から指定された数の文字を返します。
書式：LEFT (文字列 , 文字数)
MID 関数は，文字列の任意の位置から指定された文字数の文字を返します。MID 関数では，半角と全角の区別なく 1 文字を 1 として処理が行われます。
書式：MID (文字列 , 開始位置 , 文字数)

（Excel 2019 のヘルプより一部改変）

図 2-46　指定された位置の文字を取り出す

	A	B	C	D	E	F	G	H
1	団体コード	都道府県名 （漢字）	市区町村名 （漢字）	都道府県名 （カナ）	市区町村名 （カナ）			文字列 文字数
2	010006	北海道		ホッカイドウ				
3	011002	北海道	札幌市	ホッカイドウ	サッポロシ		01	=LEFT(A3,2)
4	012025	北海道	函館市	ホッカイドウ	ハコダテシ			
5	012033	北海道	小樽市	ホッカイドウ	オタルシ		2033	=MID(A5,3,4)
6	012041	北海道	旭川市	ホッカイドウ	アサヒカワシ			文字列　文字数 開始位置

可変長の文字列の特定位置の文字を取り出す

メールアドレスのように文字列の長さが可変のデータで，ある文字を目印にして，そこから指定した文字を取り出したい場合がこれにあたります。

excelword@igaku-shoin.co.jp のような文字列で，@ より右側の文字を取り出す場合は，最初に目印の @ の位置を求め，そこから右側を取り出します。

たとえば，**図 2-47** では，① FIND 関数で @ の位置を抽出後，②その 1 文字後から希望の文字数を MID 関数で取り出します。仮に 255 文字といった大きい値を入れておくと，@ より右側の文字全体を取り出せます。

図 2-47　メールアドレスからの文字列の抽出

	A	B	C	D	
1					
2					
3	excelword@igaku-shoin.co.jp	@の位置	10	=FIND("@",A3)	①
4					
5		@より右	igaku-shoin.co.jp	=MID(A3,C3+1,255)	②
6					

10 データに入力規則をあてはめる

　図2-48は，総務省が全国の消防本部から集めている病院前心肺停止患者のレジストリ（ウツタイン様式データ）^注を参考に作った練習用データです。このように，いくつものセルに数字，日付，時刻などの値を直入力すると入力ミスが生じやすくなります。入力値が煩雑な場合には，セルへの入力規則の機能を使うと楽に入力できます。

注）レジストリとは，パソコンでは OS の内部情報のデータベースですが，医学分野では一定の症例を集めたデータベースをレジストリとよびます。ウツタイン様式とは，院外心肺停止症例の記録方法として国際的に用いられているレジストリの形式です。

図2-48　煩雑な入力の例

	A	B	C	D	E	F	G	H	I	J	K	L	M	N	O
1	No	覚知日	性別	年齢	心停止の原因	目撃者の有無	VFVTの有無	バイスタンダーCPRの有無	心電図の波形	除細動施行の有無	心拍再開の有無	1か月後の状況	心停止時刻	入電時刻	指令時刻
2	30	2020/1/5	1	30	2		2		3		1	2		2020/1/5 8:22	2020/1/5 8:24
3	181	2020/1/13	2	76	2	1	2	1	1	1	1	2		2020/1/13 20:33	2020/1/13 20:34
4															
5															
6															
7			1:男		1:心原性	1:無	1:VFVT	1:無	1:VF	1:無	1:無	:生存等		変数の定義	
8			2:女		2:非心原性	2:有	2:その他	2:有	2:VT	2:有	2:有	2:死亡等			
9									3:心静止						
10									4:その他						
11															

入力規則にリストを用いる

　データを入力する場合，1や2の数字のみが入るようにしてもよいのですが，ここではわかりやすい表示にするために「1：男，2：女」のように数字コードに文字を付けたものを入力しましょう。

　最初に，図2-48の7〜8行に示した変数の定義を最上部に移動します（図2-49）。

図2-49　データの定義を最上部に設定

	A	B	C	D	E	F	G	H	I	J	K	L	M	N
1	No	覚知日	性別	年齢	心停止の原因	目撃者の有無	VFVTの有無	バイスタンダーC	心電図の波形	除細動施行の有無	心拍再開の有無	1か月後の状況	心停止時刻	入電時刻
2			1:男		1:心原性	1:無	1:VFVT	1:無	1:VF	1:無	1:無	1:生存等		
3			2:女		2:非心原性	2:有	2:その他	2:有	2:VT	2:有	2:有	2:死亡等		
4									3:心静止					
5									4:その他					
6	30	2020/1/5	1	30	2		2	1	3	1	1	2		2020/1/5 8:22
7	181	2020/1/13	2	76	2	1	2	1	1	1	1	2		2020/1/13 20:33

　図2-49の例では，6行目から7行目にかけてすでに2行分のデータが入っていますが，一度，このNoと覚知日以外の範囲を削除します。そして，データの入力規則を応用するセル範囲を選択します。今回の例では練習用ということでC6:C10を選びました。

その後，データ→［データツール］→データの入力規則→データの入力規則，と選びます（図2-50）。

図2-50　データの入力規則を選択

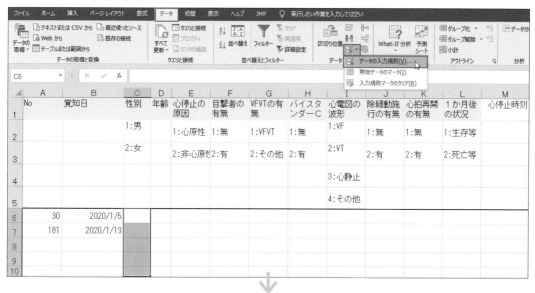

データの入力規則の画面で，入力値の種類に「リスト」を選びます（**図2-51**）。

図2-51　入力値の種類を選択

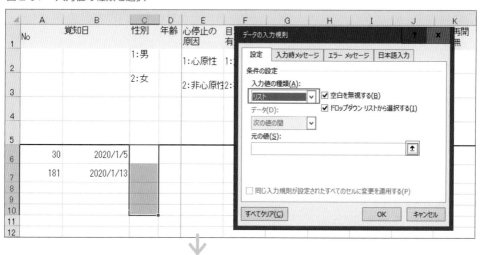

図2-51の元の値の欄の右側をクリックし，入力時に使用するセル範囲を選択します。

性別のデータ入力規則を設定する場合，入力対象とする性別のセル（C2:C3）を「\$C\$2:\$C\$3」の絶対参照で指定します（**図2-52**）。

図 2-52 データの入力規則の入力

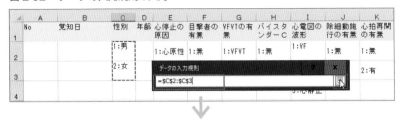

データの入力規則の画面で，OK を押します（**図 2-53**）。

図 2-53 データの入力規則の設定

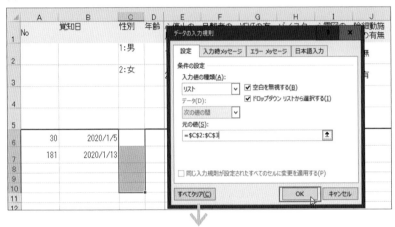

図 2-54 ドロップダウンリストからの入力

その後，入力規則を設定したセルをクリックすると，右側に▼が表示されます。それを押すとドロップダウンリストが現れるので，決められた値のみを入力できます（**図 2-54**）。

入力規則に日付を用いる

図 2-54 中 B1 の「覚知日」とは，患者さんが心肺停止で倒れた日です。各種時刻の間には，入電時刻＜指令時刻＜出動時刻＜現場到着時刻＜傷病者接触時刻＜現場出発時刻＜病院到着時刻，という関係があり，心停止時刻は入電時刻の前が一般ですが，後に来ることもあります。また，心停止時刻＜初回除細動時刻の関係があります。

各種時刻の相互関係は複雑ですが，ここでは単純に，覚知日とほかの時刻は 24 時間以内として，入力規則を設定しましょう。

最初にルールを適用する範囲を選択しておきます（**図 2-55**）。

図 2-55　ルールを適用する範囲の選択

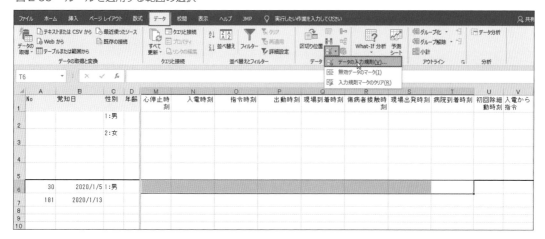

図 2-56　各種の時刻を覚知日から 1 日以内と設定

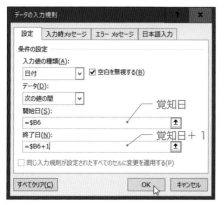

その後，図 2-56 のようにルールとして，基準になる日付を $B6 と $B6+1 に設定しておきます。ここで $B$1 でなく $B1 の形式（B のみの絶対参照）なのは，これらのルールをあとでほかのセルにも適用するためです。今回は M6 に書いたルールが図 2-55 で選んだ M6 から T6 まで適用され，その後，下方向のセルにも応用できます。

こうして，各項目が覚知日より 1 日以内という制限が適用されます。

もし，入力規則の設定範囲から外れた値を入力した場合は，図 2-57 のような画面が表示されるので，入力値を再検討できます。この例では入電時刻に覚知時刻から 1 日以上たった値を入力してみました。

図 2-57　異常な日付を入力した例

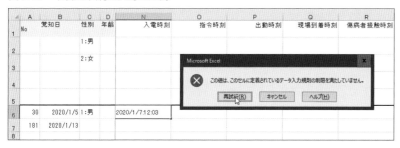

入力規則が設定されたセルを探すには，ホーム→［編集］→検索と選択→データの入力規則，を選ぶと，入力規則が設定されているセルが画面上で灰色に表示されます（図 2-58）。

図 2-58　入力規則が設定されたセルの強調表示

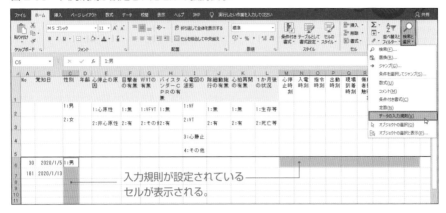

　もし，すべての入力規則をクリアする場合は，入力規則が設定されたすべてのセルの強調表示がされている状態で，入力規則の設定と同じ手順で，データ→［データツール］→データの入力規則→データの入力規則と選びます。すると，**図2-59**のような画面が表示されるので，ここで「OK」を押します。

図 2-59　データの入力規則の設定の消去

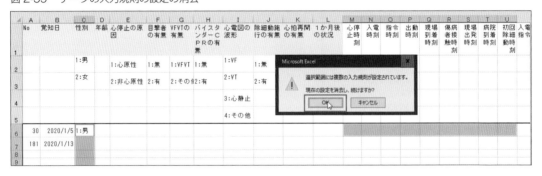

　一部の入力規則をクリアするには，該当するセルの範囲を選んで，入力規則の設定と同じ処理を行い，データの入力規則の画面で「すべてクリア」を押します（**図2-60**）。

図 2-60　一部の入力規則の消去

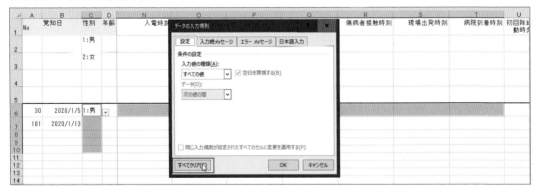

データの形を変える

Excel のリストをほかの統計ソフトに応用する場合など，データの形を変えなければならないことがあります。そのようなケースのために，データの積み重ね，分割，行と列を入れ替えた貼り付け，などの操作を説明します。

データの説明

このデータは，筆者が 1998 年頃から使用しているもので，実際に看護協会の会合に参加した看護師の方々からいただいたものです（掲載にあたり名前は仮空のものにしています）。入力ミスやおかしなデータもそのまま入力してあります。調査票の内容を以下に示します。

No.　　　現実と理想の調査
1. 名前
2. 年齢　　　　　　　　　　歳
3. 血液型　　　　　　　　　型
4. 身長　　　　　　cm
5. 出身地　　　　　　　　1= 東日本　　2= 西日本
6. 性別　　　　　　　　　1= 男　　2= 女
7. 独身か既婚か　　　　　1= 独身　　2= 既婚
8. 子どもの有無　　　　　1= なし　　2= あり
9. 町で「体重を教えてください」と声をかけられたら，何 kg と答えますか。　　　　　kg
10. 今回は統計の例題として使いますので，正確な体重をお答えください。　　　　　　kg
11. 今の身長に対して，今の体重は適当な値と思いますか。
　　　　　　　　　　1= 重すぎる　　2= 重い　　3= ちょうどよい　　4= 少ない　　5= 少なすぎる
12. では，願わくば何 kg の体重になりたいですか。　　　　　　　　kg
13. ご自分の性格についてお答えください。
　　　　　　　　　　1= どちらかというと現実に徹する　　2= どちらかというと理想を追い求める

データを積み重ねる

はじめに，https://www.igaku-shoin.co.jp/prd/04079/ から「p73-Nurse.xlsx」をダウンロードし，8 件分のデータを練習用に取り出します（図 2-61）。

図2-61　最初のデータ

	A	B	C	D	E	F	G	H	I	J	K	L	M	N
1	ID	名前	年齢	血液	身長	出身	性別	独身既婚	子供	町での体重	本当の体重	今の体重は	理想の体重	性格
2	1	竹澤	48	AB	155	2	2	2	2	55	56	2	50	1
3	2	高橋	49	O	156	1	2	2	2	48	47.2	4	49	1
4	3	京本	46	B	153	1	2	2	2	45	46	3	43	2
5	4	福山	24	A	165	1	2	1	1	65	75	1	60	2
6	5	伊藤	39	O	152	1	2	2	2	49	49	1	43	2
7	6	甘利	36	A	170	1	1	2	2	63	63	2	61	1
8	7	高松	26	B	152	1	2	1	1	43	47	2	45	1
9	8	前原	26	O	152	2	2	1	1	46	47	3	45	1
10														

　これからID（識別番号），名前，身長，町での体重，本当の体重，理想の体重のみを抽出して（**図2-62**），3種類の体重を縦方向に積み重ねます。

図2-62　必要なデータのみ抽出

	A	B	C	D	E	F
1	ID	名前	身長	町での体重	本当の体重	理想の体重
2	1	竹澤	155	55	56	50
3	2	高橋	156	48	47.2	49
4	3	京本	153	45	46	43
5	4	福山	165	65	75	60
6	5	伊藤	152	49	49	43
7	6	甘利	170	63	63	61
8	7	高松	152	43	47	45
9	8	前原	152	46	47	45
10						

　各体重の前列にkey1，key2，key3を挿入して，それぞれ1，2，3の数字を与えます（**図2-63**）。

図2-63　操作用のkeyを設定

	A	B	C	D	E	F	G	H	I
1	ID	名前	身長	key1	町での体重	key2	本当の体重	key3	理想の体重
2	1	竹澤	155	1	55	2	56	3	50
3	2	高橋	156	1	48	2	47.2	3	49
4	3	京本	153	1	45	2	46	3	43
5	4	福山	165	1	65	2	75	3	60
6	5	伊藤	152	1	49	2	49	3	43
7	6	甘利	170	1	63	2	63	3	61
8	7	高松	152	1	43	2	47	3	45
9	8	前原	152	1	46	2	47	3	45
10									

　手で，Ctrl を押しながらID，名前，身長，key2，本当の体重をコピーして，図2-64のようにA〜E列の下にデータを貼り付けて連結します（**図2-64**）。

図 2-64 key2 と本当の体重の部分を連結

	A	B	C	D	E	F	G	H	I
1	ID	名前	身長	key1	町での体重	key2	本当の体重	key3	理想の体重
2	1	竹澤	155	1	55	2	56	3	50
3	2	高橋	156	1	48	2	47.2	3	49
4	3	京本	153	1	45	2	46	3	43
5	4	福山	165	1	65	2	75	3	60
6	5	伊藤	152	1	49	2	49	3	43
7	6	甘利	170	1	63	2	63	3	61
8	7	高松	152	1	43	2	47	3	45
9	8	前原	152	1	46	2	47	3	45
10	1	竹澤	155	2	56				
11	2	高橋	156	2	47.2				
12	3	京本	153	2	46				
13	4	福山	165	2	75				
14	5	伊藤	152	2	49				
15	6	甘利	170	2	63				
16	7	高松	152	2	47				
17	8	前原	152	2	47				
18									
19									

図 2-65 key3 と理想の体重の部分を連結

	A	B	C	D	E
1	ID	名前	身長	key1	町での体重
2	1	竹澤	155	1	55
3	2	高橋	156	1	48
4	3	京本	153	1	45
5	4	福山	165	1	65
6	5	伊藤	152	1	49
7	6	甘利	170	1	63
8	7	高松	152	1	43
9	8	前原	152	1	46
10	1	竹澤	155	2	56
11	2	高橋	156	2	47.2
12	3	京本	153	2	46
13	4	福山	165	2	75
14	5	伊藤	152	2	49
15	6	甘利	170	2	63
16	7	高松	152	2	47
17	8	前原	152	2	47
18	1	竹澤	155	3	50
19	2	高橋	156	3	49
20	3	京本	153	3	43
21	4	福山	165	3	60
22	5	伊藤	152	3	43
23	6	甘利	170	3	61
24	7	高松	152	3	45
25	8	前原	152	3	45

同様に，key3 と理想の体重の部分を下に連結します（図 2-65）。

データ全体を選び，ID（最優先されるキー）と key1（次に優先されるキー）の値で，小さい順に並べ替えをします（図 2-66）。

図 2-66　データの並べ替え

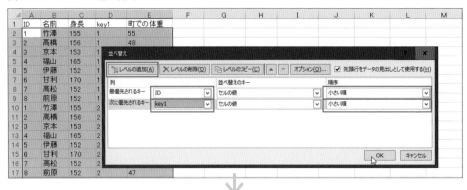

図 2-67　積み重ねた結果

	A	B	C	D	E
1	ID	名前	身長	key1	町での体重
2	1	竹澤	155	1	55
3	1	竹澤	155	2	56
4	1	竹澤	155	3	50
5	2	高橋	156	1	48
6	2	高橋	156	2	47.2
7	2	高橋	156	3	49
8	3	京本	153	1	45
9	3	京本	153	2	46
10	3	京本	153	3	43
11	4	福山	165	1	65
12	4	福山	165	2	75
13	4	福山	165	3	60

　その結果，ID ごとに町での体重，本当の体重，理想の体重の順でデータが積み重なります（**図 2-67**）。このあとで，不要になった key1 の列を削除してもよいでしょう。

変数名も積み重ねる

　単にデータを積み重ねただけでは，あとで何が入力されているかわからなくなります。そこで，前述の操作を一工夫して変数名も積み重ねます。

　図 2-68 のように key1，key2，key3 の横に label1，label2，label3 を設定し，そこに変数名を書き込みます。

図 2-68　label の設定

	A	B	C	D	E	F	G	H	I	J	K	L
1	ID	名前	身長	key1	label1	町での体重	key2	label2	本当の体重	key3	label3	理想の体重
2	1	竹澤	155	1	町での	155	2	本当の	56	3	理想の	50
3	2	高橋	156	1	町での	148	2	本当の	47.2	3	理想の	49
4	3	京本	153	1	町での	145	2	本当の	46	3	理想の	43
5	4	福山	165	1	町での	165	2	本当の	75	3	理想の	60
6	5	伊藤	152	1	町での	149	2	本当の	49	3	理想の	43
7	6	甘利	170	1	町での	163	2	本当の	63	3	理想の	61
8	7	高松	152	1	町での	143	2	本当の	47	3	理想の	45
9	8	前原	152	1	町での	146	2	本当の	47	3	理想の	45
10												

次に，前述と同様にデータを積み重ねます（図2-69）。

図2-69　データの積み重ね

最後にID，key1，label1でデータの並べ替えをすれば，変数名付きのデータが完成します（図2-70）。

図2-70　変数名を付けて積み重ね，並べ替えた結果

	A	B	C	D	E	F
1	ID	名前	身長	key1	label1	町での体重
2	1	竹澤	155	1	町での体重	55
3	1	竹澤	155	2	本当の体重	56
4	1	竹澤	155	3	理想の体重	50
5	2	高橋	156	1	町での体重	48
6	2	高橋	156	2	本当の体重	47.2
7	2	高橋	156	3	理想の体重	49
8	3	京本	153	1	町での体重	45
9	3	京本	153	2	本当の体重	46
10	3	京本	153	3	理想の体重	43
11	4	福山	165	1	町での体重	65
12	4	福山	165	2	本当の体重	75
13	4	福山	165	3	理想の体重	60

データを分割する

今度は逆に，図2-70のように積み重なったデータを横に分割して並べる方法を考えます。

まず，D列を参照する「label−a，label−b」と，E列を参照する「value−a，value−b」という変数名を設定します。たとえば，F2では「=D3」のように相対セル参照を用いて，値をF列に表示するようにします。同様に，積み重なっているセルの値を横一列で表示するように参照します（図2-71）。

図2-71　積み重なったデータの分割

	A	B	C	D	E	F	G	H	I
1	ID	名前	身長	label1	体重	label-a	value-a	label-b	value-b
2	1	竹澤	155	町での体重	55	本当の体重	56	理想の体重	50
3	1	竹澤	155	本当の体重	56				
4	1	竹澤	155	理想の体重	50				
5	2	高橋	156	町での体重	48				

実際にどのセルでどれを参照しているかを示します（図2-72）。

図2-72　セル参照の表示

	A	B	C	D	E	F	G	H	I
1	ID	名前	身長	label1	体重	label-a	value-a	label-b	value-b
2	1	竹澤	155	町での	55	=D3	=E3	=D4	=E4
3	1	竹澤	155	本当の	56	=D4	=E4	=D5	=E5
4	1	竹澤	155	理想の	50	=D5	=E5	=D6	=E6
5	2	高橋	156	町での	48	=D6	=E6	=D7	=E7
6	2	高橋	156	本当の	47.2	=D7	=E7	=D8	=E8
7	2	高橋	156	理想の	49	=D8	=E8	=D9	=E9
8	3	京本	153	町での	45	=D9	=E9	=D10	=E10
9	3	京本	153	本当の	46	=D10	=E10	=D11	=E11
10	3	京本	153	理想の	43	=D11	=E11	=D12	=E12

横に分割して並べたので，この2行は不要となる。

　横に並べて分割したあとは，3段重なっているうちの下の2行は不要になります。このため，D列で「町での体重」のみをフィルターで選べば，3段重なっている一番上の行のみが表示されます。

　しかし，常にlabel1のような変数名が書いてあるとは限りません。そこで，keyという連続した変数を振り，それを元に3個おきにデータを抜き出す操作をします。

図2-73　MOD関数の利用

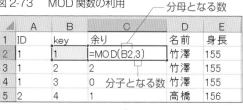

分母となる数

	A	B	C	D	E
1	ID	key	余り	名前	身長
2	1	1	=MOD(B2,3)	竹澤	155
3	1	2	2	竹澤	155
4	1	3	0	竹澤	155
5	2	4	1	高橋	156

分子となる数

　まず，B列に「key」，C列に「余り」という変数名を設定します。そして，C列にMOD関数を使ってkeyを3で割った余りを設定します（図2-73）。

　そうすると，余りが1の行が3つおきに並びます（図2-74）。

図 2-74　一連の key の余り

	A	B	C	D	E	F	G	H	I	J	K
1	ID	key	余り	名前	身長	label1	体重	label-a	value-a	label-b	value-b
2	1	1	1	竹澤	155	町での体重	55	本当の体重	56	理想の体重	50
3	1	2	2	竹澤	155	本当の体重	56	理想の体重	50	町での体重	48
4	1	3	0	竹澤	155	理想の体重	50	町での体重	48	本当の体重	47.2
5	2	4	1	高橋	156	町での体重	48	本当の体重	47.2	理想の体重	49
6	2	5	2	高橋	156	本当の体重	47.2	理想の体重	49	町での体重	45
7	2	6	0	高橋	156	理想の体重	49	町での体重	45	本当の体重	46
8	3	7	1	京本	153	町での体重	45	本当の体重	46	理想の体重	43
9	3	8	2	京本	153	本当の体重	46	理想の体重	43	町での体重	65
10	3	9	0	京本	153	理想の体重	43	町での体重	65	本当の体重	75

余り＝1をフィルターで抽出すると，横一列にデータが並びます（図2-75）。

図 2-75　抽出された結果

	A	B	C	D	E	F	G	H	I	J	K
1	ID	key	余り	名前	身長	label1	体重	label-a	value-a	label-b	value-b
2	1	1	1	竹澤	155	町での体重	55	本当の体重	56	理想の体重	50
5	2	4	1	高橋	156	町での体重	48	本当の体重	47.2	理想の体重	49
8	3	7	1	京本	153	町での体重	45	本当の体重	46	理想の体重	43
11	4	10	1	福山	165	町での体重	65	本当の体重	75	理想の体重	60
14	5	13	1	伊藤	152	町での体重	49	本当の体重	49	理想の体重	43
17	6	16	1	甘利	170	町での体重	63	本当の体重	63	理想の体重	61
20	7	19	1	高松	152	町での体重	43	本当の体重	47	理想の体重	45
23	8	22	1	前原	152	町での体重	46	本当の体重	47	理想の体重	45

行と列を入れ替える

　グラフや表を作るときに，行と列を入れ替えてデータを並べ替えたい場合があります。その場合，対象とする範囲をコピー後，形式を選択して貼り付けのダイアログボックスで，貼り付けの「値」と，「行／列の入れ替え」をチェックをして貼り付けます（図2-76）。このときに，単に値のみ必要なら「値」にチェックを入れますが，元の表の数式なども必要であれば「すべて」にチェックを入れて貼り付けます。

図 2-76　形式を選択して貼り付けの設定

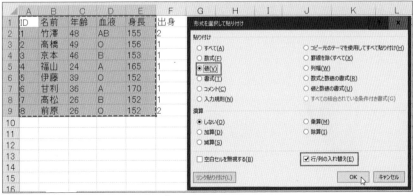

その結果，行と列が入れ替わって貼り付けられます（**図2-77**）。

図2-77　行と列が入れ替わった結果

	A	B	C	D	E	F	G	H	I	J	K	L	M	N
1	ID	名前	年齢	血液	身長	出身	性別	独身既婚	子供	町での体重	本当の体重	今の体重に	理想の体重	性格
2	1	竹澤	48	AB	155	2	2	2	2	55	56	2	50	1
3	2	高橋	49	O	156	1	2	2	2	48	47.2	4	49	1
4	3	京本	46	B	153	1	2	2	2	45	46	3	43	2
5	4	福山	24	A	165	1	2	1	1	65	75	1	60	2
6	5	伊藤	39	O	152	1	2	2	2	49	49	1	43	2
7	6	甘利	36	A	170	1	1	2	2	63	63	2	61	1
8	7	高松	26	B	152	2	2	1	1	43	47	2	45	1
9	8	前原	26	O	152	2	2	1	1	46	47	3	45	1
10														
11	ID	1	2	3	4	5	6	7	8					
12	名前	竹澤	高橋	京本	福山	伊藤	甘利	高松	前原					
13	年齢	48	49	46	24	39	36	26	26					
14	血液	AB	O	B	A	O	A	B	O					
15	身長	155	156	153	165	152	170	152	152					
16														

12 おかしなデータをチェックする

入力したデータを検査することを，**データクリーニング**とよびます。ここでは，ピボットテーブルを使っておかしなデータを抽出してみましょう。ピボットテーブルについては，Step 4「1．データの集計方法」（108頁）で詳しく述べます。

データの説明

最初に，「p73-Nurse.xlsx」のデータ（73頁参照）を開きます（**図2-78**）。このデータには，いくつかおかしなデータを入れてあります。たとえば，血液型に15，27，正確な体重に4，理想の体重に5，さらに未回答の欠損値（空白）が何か所もあります。では，いろいろな角度からおかしなデータをチェックしましょう。

図2-78　チェック対象のデータ

	A	B	C	D	E	F	G	H	I	J	K	L	M	N
1	ID	名前	年齢	血液	身長	出身	性別	独身既婚	子供	町での体重	本当の体重	今の体重は	理想の体重	性格
2	1	竹澤	48	AB	155	2	2	2	2	55	56	2	50	1
3	2	高橋	49	O	156	1	2	2	2	48	47.2	4	49	1
4	3	京本	46	B	153	1	2	2	2	45	46	3	43	2
5	4	福山	24	A	165	1	2	1	1	65	75	1	60	2
6	5	伊藤	39	O	152	1	2	2	2	49	49	1	43	2
7	6	甘利	36	A	170	1	1	2	2	63	63	2	61	1
8	7	高松	26	B	152	2	2	1	1	43	47	2	45	1
9	8	前原	26	O	152	2	2	1	1	46	47	3	45	1
10	9	奥野	27	O	163	1	2	1	1	49		2	47	
11	10	小田	28	O	159.5	1	2	1	1	46	45.5	4	48	1

ピボットテーブルの利用

ピボットテーブルを用いると，件数だけでなく最大値も求められます。

データの件数と，身長と町での体重の最大値を求めるには，最初にA1のセルを選ん

で，挿入→[ピボットテーブル]→ピボットテーブルの作成画面と移動し，最後に「OK」を選択します。

　すると図2-79のような画面になり，右側にフィールドリスト（変数一覧）が表示されます。そこで，「ID」「身長」「町での体重」をクリックすると，右下のΣ値ボックスに変数が入ります。

図2-79　ピボットテーブルのフィールド

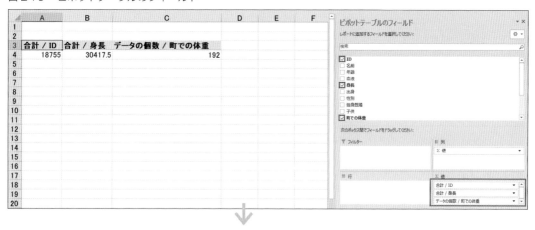

　そのあとで，画面右下のΣ値のボックスで「値フィールドの設定」を選び，IDは「個数」，身長と町での体重は「最大」を選びます（**図2-80**）。

図2-80　データの件数，身長，町での体重の最大値を求める

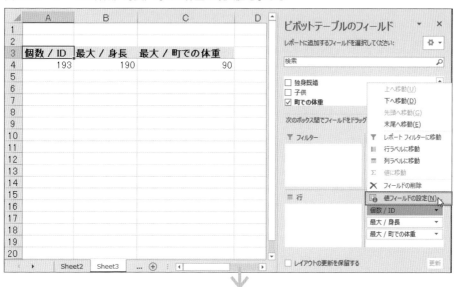

　図2-80のように，全体の件数が193件，身長の最大値が190cm，町での体重が90kgと示されました。確かに，このような大柄な方はいらっしゃいますが，当日の会合で大柄な看護師を見た記憶はありませんでした。この値は入力ミスの可能性もありますが，いったいこの値は何を意味しているのでしょうか。

筆者も「身長190cmで体重90kgの看護師か。いなくはないけれど…」と戸惑いましたが，「なんだ，男性看護師じゃないか。そういえば自分の隣に男性の方がいらした」と気がつきました。入力データは多様な角度から調べる必要がある，ということです。

そこで，性別ごとに，IDの個数，身長の最大値，町での体重の最大値を求めてみます。それには，今までの操作に加えて，画面右下の行ボックスに「性別」を設定します。そうすると図2-81のように男女別の値が表示され，このデータでは男性看護師が7人含まれていたことがわかりました。

図2-81　性別で結果を見る

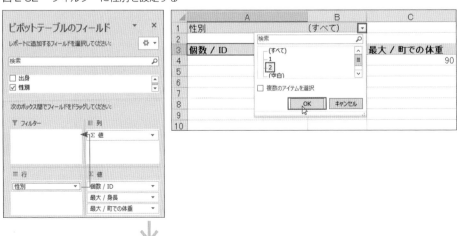

では，性別として女性のみを抜き出してみましょう。そのためには，行のボックスからフィルターのボックスに性別を移動し，画面上で女性を意味する2のみをクリックします（図2-82）。

図2-82　フィルターに性別を設定する

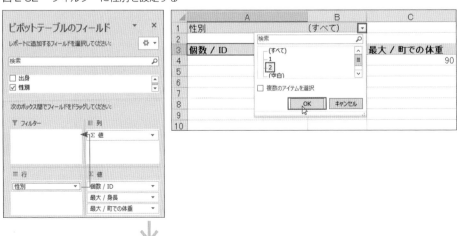

その結果，女性のみが解析対象となります。このようにおかしなデータの有無を十分にチェックしておくと後の処理は楽に進みます（**図2-83**）。

図2-83　女性のみを対象とする

	A	B	C	D	E	F	G	H
1	性別	2						
2								
3	最大 / 身長	最大 / 町での体重	個数 / ID					
4	174	75	183					

ピボットテーブルのフィールド

レポートに追加するフィールドを選択してください：

検索

☐ 血液
☑ 身長
☐ 出身
☑ 性別
☐ 独身既婚

次のボックス間でフィールドをドラッグしてください：

▼ フィルター　　　　　Ⅲ 列
性別　　　　　　　　Σ 値

Ⅲ 行　　　　　　　　Σ 値
　　　　　　　　　　最大 / 身長
　　　　　　　　　　最大 / 町での体重
　　　　　　　　　　個数 / ID

Column

統計解析に必要なデータ数はどのくらい？

　繰り返し解析して安定した平均値や頻度を得るには，一般的に25～30例は必要といえます。統計学においても，25例が大標本と小標本の境界線とされています。しかし，調査項目が多いほどデータ数も多く必要になりますので，計画時に十分留意しましょう。

　また，データ数が少ない調査には要注意です。たとえば，以下のグラフは一見もっともらしいのですが，対象患者は7名です。厳密に計画された少数データでの研究もあるでしょうが，一般的ではありません。このような場合は，グラフに実数を入れるのが良心的といえます。

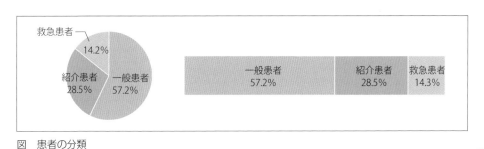

図　患者の分類

表とグラフを作ろう

Step **3**

データを集めただけでは，データは何も語りません。
表やグラフにして可視化することにより
データは多くの情報を語りはじめます。
また，相手に内容を的確に伝えるためには，適切なグラフを選び
効果的に表現することが大切です。
Step 3 では，表とグラフの作成方法を解説します。

- グラフの種類と特徴
- 自力で作る表やグラフ
- 表現方法の工夫
- Word や PowerPoint への表やグラフの貼り付け

1 グラフの種類

　グラフには棒グラフ，折れ線グラフ，円グラフなどさまざまな種類があります。Excel
で作成できるグラフもさまざまです（**図3-1**）。しかし，医療分野で使うものは限られて
います。棒グラフ，折れ線グラフ，散布図程度です。ほかに，生存曲線，ドットグラフ，
箱ひげ図，オッズ比と信頼区間を示すグラフ程度でしょう。

　円グラフは一般向けの説明にはよいのですが，その内容自体が文字や表で示せるため，
科学的目的にはあまり使用されません。また，三角錐や円錐グラフは，科学論文ではまず
見ません。同じく，角柱で示す棒グラフも表示が煩雑になるため，あまり使われません。
科学論文では，単純で，読み手が理解しやすいグラフを作ることが重要です。

　複雑に見えるグラフの種類は，尺度の組み合わせで何を使うかが決まります。ここでま
ず，変数の尺度について説明します。

図3-1　Excelで作成できる主なグラフの種類

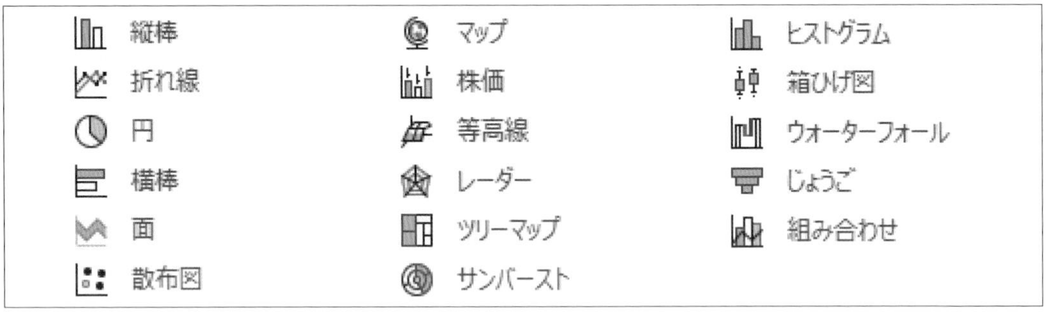

縦棒	マップ	ヒストグラム
折れ線	株価	箱ひげ図
円	等高線	ウォーターフォール
横棒	レーダー	じょうご
面	ツリーマップ	組み合わせ
散布図	サンバースト	

尺度の種類

①名義尺度

　類別尺度ともいいます。変数の違いにのみ意味があるものです。男性・女性，内科・外
科，県の違いなどは名義尺度です。仮に名義尺度を用いるときに，1：男性，2：女性とし
て数値のコードを用いたとしても，その四則演算はできません。男性と女性の平均は取り
ようがありません。名義尺度はあくまで違いがあるだけです。**離散量**ともいいます。

②順序尺度

　名義尺度に似ていますが，大小関係のみに意味があるものです。金・銀・銅，大・中・
小，良い・やや良い・やや悪い・悪いなど，医療現場でよく使う「尺度」「スケール」と
いわれるものがこれに相当します。**離散量**の一種です。

③連続尺度

　通常の数値です。身長，体重，各種の検査結果などが該当します。四則演算ができま
す。**連続量**ともいいます。

折れ線グラフ

　原則的に横軸（X軸）は，連続して変化する連続尺度です。実際の値を線でつないでその変化を示します。複数の要素を1つのグラフに示したい場合に用いられる，軸が2軸や3軸のものもありますが，Excelでは2軸の複合グラフの作成までできます。

棒グラフ

　横軸は順序尺度，あるいは名義尺度です。横軸の区分ごとの頻度，平均±標準偏差などを示すヒストグラムでは値の大小を強調します。

　それに対して，全体を100%で示して各構成要素の割合を示す100%積み上げ棒グラフでは，各要素の割合を強調します。

　よくする間違いとして，標本の有無0・1で平均値をとって棒グラフにしたものを時折見かけます。この場合は，0・1の頻度を100%積み上げ棒グラフにするとよいでしょう。

散布図

　縦軸，横軸ともに連続尺度の変数です。X，Yの値に対応する座標に点が示されます（132頁）。相関関係や回帰直線を示すのによく使われますが，点が重なると見にくくなる欠点があります。本書では点が重なった場合の対処を示しました（138頁）。

ドットグラフ（ポイントグラフ）

　あまり知られていませんが，案外便利です。横軸は名義尺度で1つの標本を1個の点で表現し，直感的に分布を理解しやすい特徴があります。たとえば，同一人物の実験前後での血圧変化を線で結んで示す場合や，ある値が何個あるかをドットで示す「幹葉図」がこれにあたります。オッズ比と95%信頼区間を示すグラフ（158頁，図4-97），箱ひげ図（148頁，図4-77）などもドットグラフといえます。

　ドットグラフでは対応する点をつなぐので，横軸を名義尺度か順序尺度にした折れ線グラフとして作成できます。本書では，オッズ比のグラフ作成でその手順を示しました（153頁）。

Column

Excel で作れるグラフの種類と特徴

　医療分野以外での利用のために，Excel で作れる主なグラフの種類と特徴をまとめました。何を示したいかにより，どのグラフを用いるかが決まります。

　棒・円・面・等高線・バブルには，スライドに適した立体的な形も用意されています。どの種類のグラフでも，1 つの画面に複数データを表示する場合は，色・塗りつぶし・線などを使い分けて見やすくする工夫が必要です。

種類	適性	特徴		備考
棒（縦/横）	X 軸が離散量	データの量的変化を強調 複数データの量的比較	量	複数の棒を並べるものと，1 つの棒に積み上げるものがある。
折れ線	X 軸が連続量	経時的変化を表示	推移	棒グラフと組み合わせる複合グラフでは比較と推移が表示できる。
円	X 軸が離散量	各項目の割合（構成比）を表示（円全体で 100 ％）注)	構成比	大きい値から順に時計回り，「その他」の値は最後に記載
帯（縦/横）	X 軸が離散量	各項目の割合（構成比）を表示（帯全体で 100 ％）注)	構成比	複数の帯で比較できる。経時的変化も表示できる。
面	X 軸が連続量	折れ線グラフの X 軸方向の面を彩色して表示。視覚的に把握しやすい。	推移 視覚的	数値が小さく隠れた部分も，立体的な透かしで表示できる。
散布図	X・Y 軸が連続量	X と Y の連続尺度の変数を 1 点で表示。複数の変数間の相関	相関	因果関係は意味しない。論文でよく使われる。
株価	X 軸が離散量	複数のデータ分布の概要を表示	分布	分布表示はヒストグラムでもできるが，1 つのデータのみ
等高線	3 軸とも連続量	3 つの軸をもつ 3 次元表示 変数間の適合具合いを見る	3 次元	色分けは，項目系列の区別ではなく，数値の区別（等高線）
ドーナツ	X 軸が離散量	複数の円グラフを同心円状に置き，構成比を比較	構成比	構成要素が多い場合は，帯グラフのほうが見やすい。
バブル	X・Y 軸が連続量	散布図の点を数値に応じた大きさのバブルで表示（3 指標を表現）	相関	バブルプロットが多くて重なると，比較が困難になる。
レーダー	X 軸が離散量	複数データ（指標）間のバランス，多面的な分析と全体像を表示	バランス 全体像	グラフ内の面積が広いほど，よい傾向（高い値）を示す。

注) 複数回答の場合は合計が 100 ％を超えるので，円グラフや帯グラフは不適切。

参考までにグラフの基本事項を以下にあげます。

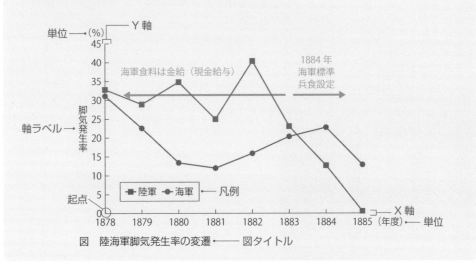

- ● X 軸：左から右方向に，時間経過や小から大への変化，順序に従った項目を表示
- ● Y 軸：下から上方向に，数量の増減を表示
- ● 起点：四角のグラフでは X 軸と Y 軸が交差する左下の点，円グラフやレーダーチャートではその中心点。「0」など，起点となる数値を入れる。
- ● 軸に単位を付記し，タイトルはグラフの下に入れる。

---

2 自力で表とグラフを作る

　データを集計して表やグラフを作るには，ピボットテーブル（Step 4 で解説します）を使うのが楽です。しかし，その機能を使わなくても，表やグラフは簡単に作れます。また，自分で文献に書かれているデータを入力してグラフを作るケースも多いでしょう。

　ここでは，自分で表を作り，そこからグラフを作成する手順を解説します。

データの準備

　「p73-Nurse.xlsx」のデータ（73 頁参照）を使います（図 3-2）。あまり意味はありませんが，血液型別身長を抜き出して，血液型別平均と標準偏差，そして件数を求めます。

図 3-2　最初のデータ

	A	B	C	D	E	F	G	H	I	J
1	ID	名前	年齢	血液	身長	出身	性別	独身既婚	子供	町での体重
2	1	竹澤	48	AB	155	2	2	2	2	55
3	2	高橋	49	O	156	1	2	2	2	48
4	3	京本	46	B	153	1	2	2	2	45
5	4	福山	24	A	165	1	2	1	1	65
6	5	伊藤	39	O	152	1	2	2	1	49
7	6	甘利	36	A	170	1	1	2	2	63
8	7	高松	26	B	152	1	2	1	1	43
9	8	前原	26	O	152	2	2	1	1	46
10	9	奥野	27	O	163	1	2	1	1	49
11	10	小田	28	O	159.5	2	2	1	1	46

最初に，余分なデータである出身（F 列）から右側の変数を消去しておきます。

図 3-3　A 型のみ抽出

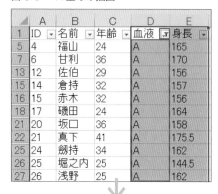

次に，フィルター機能で A 型のみを求めます（**図 3-3**）。

	A	B	C	D	E
1	ID	名前	年齢	血液	身長
5	4	福山	24	A	165
7	6	甘利	36	A	170
13	12	佐伯	29	A	156
15	14	倉持	32	A	157
16	15	赤木	32	A	156
18	17	磯田	24	A	164
21	20	坂口	36	A	158
22	21	真下	41	A	175.5
25	24	劔持	34	A	162
26	25	堀之内	25	A	144.5
27	26	浅野	25	A	162

抽出した範囲をコピーし，別の場所に値のみ貼り付けます（**図 3-4**）。

図 3-4　別の場所に値のみ貼り付け

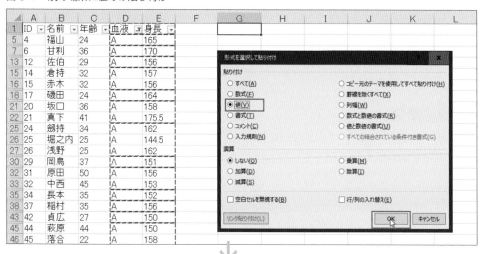

同様に，AB 型を I，J 列に，B 型を K，L 列に，O 型を M，N 列に，値のみ貼り付けます（**図 3-5**）。

図 3-5　血液型別データ

	A	B	C	D	E	F	G	H	I	J	K	L	M	N
1	ID	名前	年齢	血液	身長		血液	身長	血液	身長	血液	身長	血液	身長
2	1	竹澤	48	AB	155		A	165	AB	155	B	153	O	156
3	2	高橋	49	O	156		A	170	AB	157	B	152	O	152
4	3	京本	46	B	153		A	156	AB	155	B	162	O	152
5	4	福山	24	A	165		A	157	AB	158	B	163	O	163
6	5	伊藤	39	O	152		A	156	AB	180	B	160	O	160
7	6	甘利	36	A	170		A	164	AB	160	B	156	O	150
8	7	高松	26	B	152		A	158	AB	158	B	160	O	152
9	8	前原	26	O	152		A	176	AB	150	B	163	O	153
10	9	奥野	27	O	163		A	162	AB	150	B	155	O	160
11	10	小田	28	O	159.5		A	145	AB	157	B	190	O	153

　身長 A，身長 AB 等の変数名を設定します（**図 3-6**）。

図 3-6　画面の調整

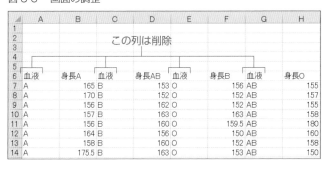

その後，血液型の列（A，C，E，G 列）を削除し，画面上部に平均値等を保存するために 5 行ほど挿入します。

表を作る

　AVERAGE 関数，STDEV. S 関数，COUNT 関数を用いて，血液型別身長の平均，標準偏差，件数を求め，一覧表にします（**図 3-7**）。

　表の罫線は，ホーム→［フォント］→罫線，と選び，罫線の種類を選択します。

　一般的な表では，すべてのセル周囲を罫線で囲むものが多いようですが，科学論文の図表の作成には「冗長を排除する」という暗黙のルールがあります。そのため，横の罫線のみの表が好まれます。一番上と一番下の罫線は太い罫線を使う場合が多いので，ここでもそのような表の作成方法を説明します。

> **科学論文での表作成のポイント**（**図 3-10** 参照）
> ● 表の一番上に太い罫線，その下に変数名を入れる。
> ● 表中には水平の普通の太さの罫線が入る。
> ● 一番下に合計がある場合は，その上に普通の罫線を入れる。
> ● 表の一番下に太い罫線を入れる。
> ● 表の上にタイトルを入れる。

なお，表の左側は「表側」，表の上は「表頭」と表現するケースもあります。科学論文では，表側に「分類する区分」，表頭に「分類される変数」を書くのが一般的です。

　求めた値の小数点以下の桁数が多いので，小数点以下2桁にします。そのため，ホーム→［数値］→小数点以下の表示桁数を減らす，を選びます（図3-7）。その後，表に罫線を入れます（図3-8）。

図 3-7　血液型別身長の平均などを求め，小数点以下の桁数表示を減らす

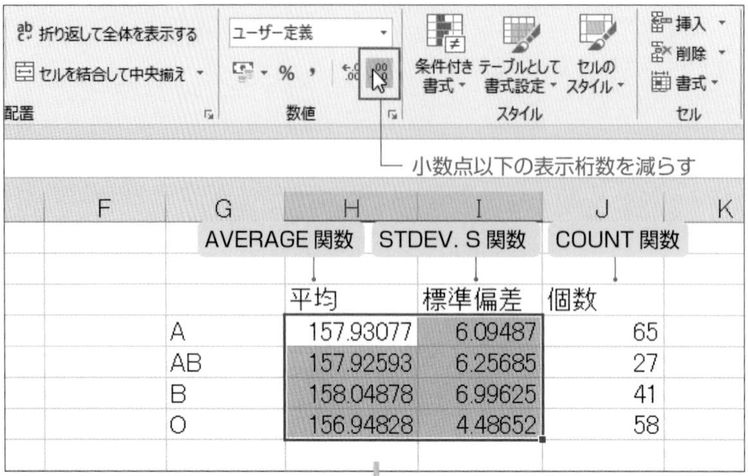

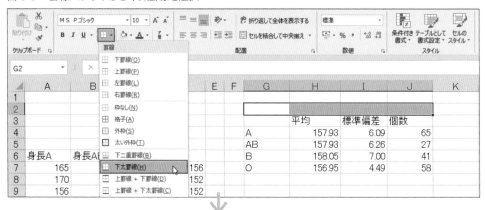

図 3-8　罫線パレットから下太罫線を選択

　でき上がった表は，文字の中央配置などで体裁を整えます（図3-9）。

図3-9　表の体裁を調整

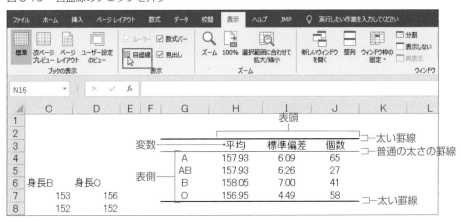

表示タブ→［表示］→目盛線，と選んでチェックを外せば目盛線は表示されなくなり，罫線の表現が確認しやすくなります（図3-10）。

図3-10　目盛線のチェックを外す

MEMO　表の形式については，普段から論文などで気に入った表をノートにスケッチし，その引用元の書誌事項を記録して，自分なりの図表形式コレクションを作っておくことをお勧めします。そうすれば，いざレポートや論文作成，となったときにあわてずにすみます。

グラフを作る

グラフを作るには，まず表から作成します。グラフにしたいデータの表ができたら，その範囲をドラッグして，挿入→［グラフ］，と選び，好みのグラフを選択します。ここでは，平均値と標準偏差を示したグラフを作成します。

図3-9のような表であれば，本来は棒グラフの上に標準偏差を「ひげ」として表示しますが（Step 4「4．棒グラフを作る」，120頁参照），ここではあくまで練習用として平均値の横に標準偏差を配置した棒グラフを作成します。なお，**棒グラフのX軸はとびとびの値をとる離散量，折れ線グラフのX軸は連続量を用いるのが原則です**。

図3-10の表の，平均値と標準偏差のある部分（G3～I7）をドラッグして棒グラフを作成します（図3-11）。

図 3-11　平均と標準偏差のグラフ

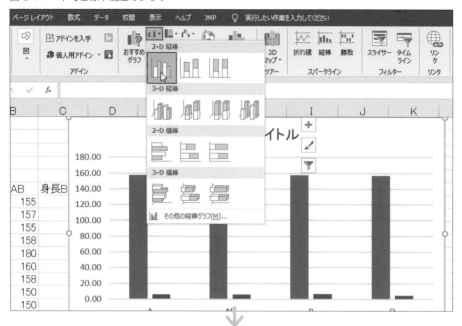

　図 3-11 では，Y 軸の数値が小数点以下 2 桁まで表示されているので，Y 軸を右クリックして「軸の書式設定」を選びます。その後，軸の表示形式を「標準」に直します（**図3-12**）。

図 3-12　Y 軸の表示調整

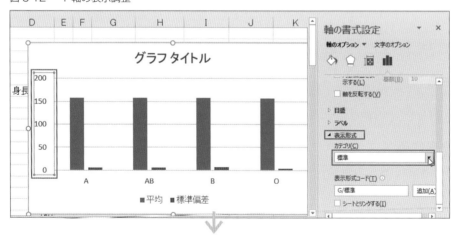

　グラフをスライドに貼るにはこれでよいのですが，白黒コピーの場合は両方の棒とも黒くなってしまいます。このため，論文などに使用するためには，白黒のグラフに変更する必要があり，その方法を説明します。
　まず，「グラフタイトル」を右クリックして削除します（**図 3-13**）。その後，グラフを右クリックして，塗りつぶしの色，枠線の色を黒にし，データ要素の書式設定でパターン

を調整します。そして，枠線の色も黒に指定します（**図3-14**）。

図 3-13　グラフタイトルの削除

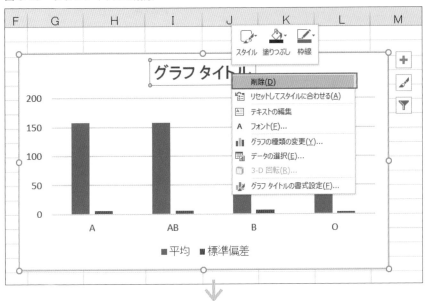

図 3-14　グラフをパターンで表現

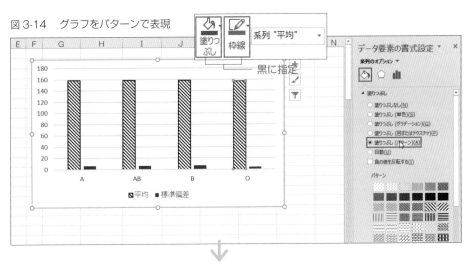

　グラフがオブジェクトとしてワークシートの上にあると，操作がしにくいので，グラフの場所を変えます。

　グラフツール→［グラフの移動］，と選び，グラフを保存するシートを設定します（**図3-15**）。

図 3-15　グラフの場所を移動

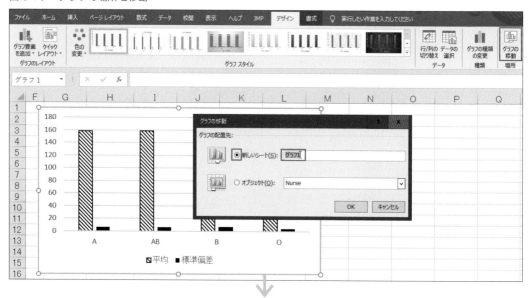

　新しいシートに設定されたグラフ上で，ラベルの大きさ，X 軸と Y 軸のフォントサイ
ズなどを調整します。フォントを変更したい部分（X 軸，Y 軸，凡例など）を右クリッ
クし，フォントを選び，サイズを調整します（図 3-16）。このとき，フォントを変更した
い部分を一度クリックし，$\boxed{\text{Ctrl}}$＋$\boxed{\text{Shift}}$＋$\boxed{<}$ もしくは，$\boxed{\text{Ctrl}}$＋$\boxed{\text{Shift}}$＋$\boxed{>}$ とすると，文字
の大きさを楽に変更できます。この技は，グラフの上の文字の大きさを変更するのに使え
ます。

図 3-16　X 軸のラベルのフォント調整

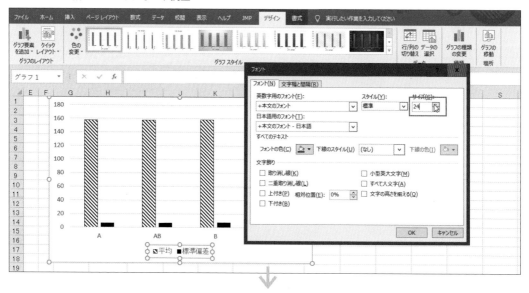

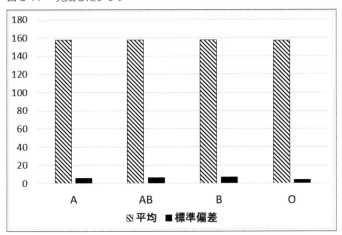
図 3-17　完成したグラフ

グラフが完成しました（**図 3-17**）。

| 3 | グラフのデザインを調整する |

でき上がったグラフはこのままでもよいのですが，内容を効果的に伝えるために，グラフが 見やすくなるよう表現方法を工夫しましょう。ここでは，「4. Word や PowerPoint への貼り付け」（101 頁）でグラフを使用するため，カラーのグラフを使用します。

グラフを見やすくするポイント
- データラベル ☞ できるだけデータのそばに配置する。無理なら凡例
- 軸の目盛り ☞ 数値のフォントサイズや色，位置の調整。すべての目盛りに数値を付けなくてもよい（エリア内の目盛りは細い線か破線に）
- 凡例 ☞ フォントサイズや色，位置の調整
- グラフの線・マーカー ☞ ほかと区別しやすい太さや形，色に調整
- 複数のグラフを並べて表示する場合 ☞ スケールや単位の統一
- 関連項目は同系色，比較する項目は対色にするとわかりやすい。色を使いすぎると逆効果
- できるだけシンプルに，わかりやすく内容を伝える。
- 論文やスライドなど，掲載媒体によって効果的な表現方法は異なる。

有意差を強調したいあまり，データを取捨選択したり目盛りの設定を操作してしまうと，工夫ではなく捏造になってしまいます。情報の正しい伝達を逸脱しない程度に表現を工夫しましょう。

①グラフ領域や凡例の調整

　最初にグラフ領域をクリックします。そうするとグラフの四隅と，縦軸・横軸の中心に
○印が現れます。これをドラッグするとグラフの描画領域の大きさを変更できるので，**図
3-18**に示すように，上方向にドラッグして縦方向を縮小します。

図 3-18　グラフ領域を上方向に縮小

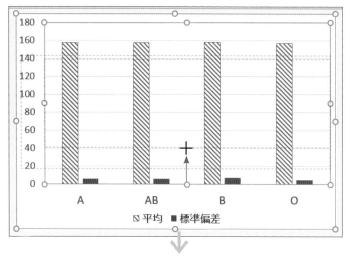

　凡例をクリックして，フォントサイズを調整します。この例では 48pt にしました（**図
3-19**）。フォントサイズの調整は，96 頁に示した方法でもできます。

図 3-19　凡例のフォントサイズ変更

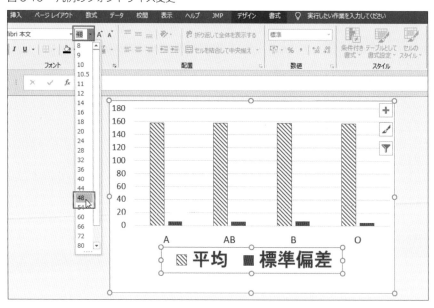

②グラフタイトルの挿入

　PowerPoint などに張り付けて示すために，グラフの上部にタイトルを入れます。

デザイン→［グラフのレイアウト］→グラフ要素を追加→グラフタイトル→グラフの上，と選びます。グラフのタイトルとして，「血液型と体重」の文字を入れます（**図3-20**）。

図 3-20　グラフタイトルの挿入

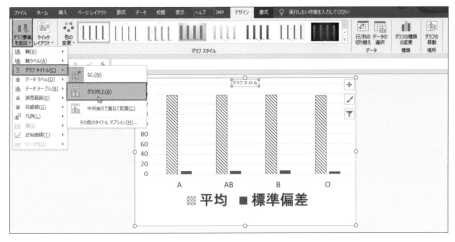

③検定した結果の挿入

検定を行った結果のp値をグラフに挿入します。この例では，有意差がないケース「not significant」を「n.s.」で表現しました。なお，n.s.ではなく実際のp値をそのまま示すほうが，数値の曖昧性を除去する意味で好ましいのですが，ここでは練習用としてn.s.を用いました。

まず，挿入→［図］→図形→基本図形，と選び，「左中かっこ」を選択します（**図3-21**）。

図 3-21　中かっこを配置する

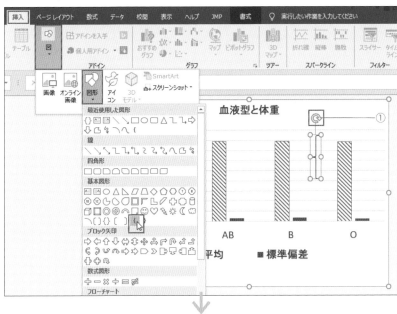

図 3-22　かっこを回転させる

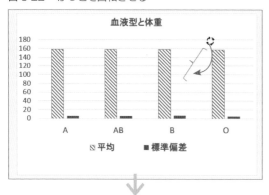

　　　次に，**図 3-21** の中かっこの上にあるハンドル（①）をドラッグして回転させ，かっこを水平にします（**図 3-22**）。

　　　挿入→［図］→図形→横書きテキストボックス→横書きテキストボックス，と選び，「n.s.」の文字を入れます。実際の論文では，$p=0.16$ などの文字を入れるほうがよいでしょう。

　　　[Ctrl] を押しながらテキストボックスとかっこをクリックし，両者を同時に選択します。次に，描画ツール→書式→［配置］→グループ化，と選びます。グループ化すると 2 つの図形を同時に操作できます（**図 3-23**）。

図 3-23　テキストボックスの配置とグループ化

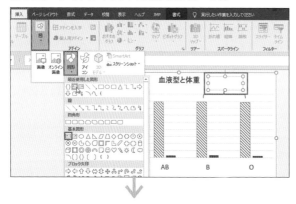

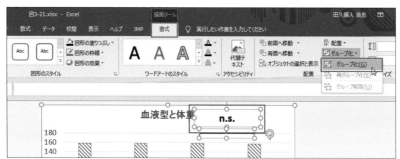

　　　グループ化した図形をドラッグすれば，まとめて動かしたり，コピー・貼り付けができます（**図 3-24**）。

図 3-24　グループ化した図形のコピーと貼り付け

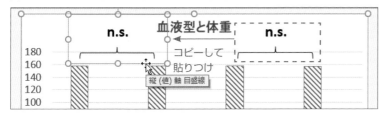

| 4 | Word や PowerPoint への貼り付け |

作成したグラフや表を Word や PowerPoint の希望する位置に貼り付け，論文やプレゼンテーションに役立てましょう。

図の貼り付け

まず，Excel で作成したグラフをクリックしてコピーします。Word を立ち上げて，ホーム→［クリップボード］→貼り付け→形式を選択して貼り付け，と選び「図（拡張メタファイル）」で貼り付けます（**図 3-25**）。

どの形式でグラフを貼ってもよいのですが，筆者はこの形式を長年使用し，特にトラブルが生じていないので，この形式の利用を推奨しています。

図 3-25　図（拡張メタファイル）の利用（Word）

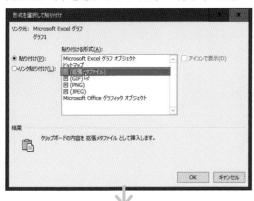

図ツール→書式→［配置］→文字列の折り返し，と選び，**「前面」を設定**します（**図3-26**）。

Excel の図を Word に貼り付けると，一般に文字列と図の関係は「行内」の設定になっており，図が希望する位置に移動できずに苦労します。この「前面」とは，文字の前面に図が配置される，つまり浮かんでいるような状態を意味します。この設定をすれば，Word のどこにでも図を配置できます。その後，空行を入れて調整します。

図 3-26　図を文字の前面に設定（Word）

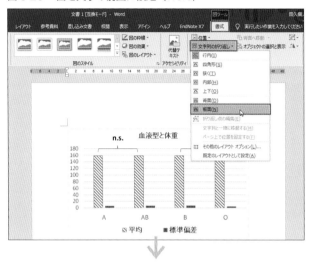

　　図の大きさを調整するには，図をクリックして図の右上を対角線方向にドラッグします。これで，縦横比を一定に保ったまま図の大きさを変更できます（**図3-27**）。

図 3-27　図のサイズ変更（Word）

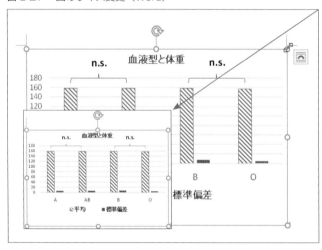

　　以上の操作で，Word の好きな位置に図を配置できます。PowerPoint も，ほぼ同じ操作で図の貼り付けができます。

表の貼り付け

　　表の貼り付けも，基本的には図と同じ操作をします。ただし，Excel の表の目盛線が表示されたままコピーして貼り付けると，拡張メタファイル形式などでは目盛線も貼り付けてしまいます。そのため，目盛線のチェックを外し，**目盛線を消した状態で表の部分をコ**ピーしてください。

　　また，拡張メタファイル形式では，**罫線のある部分より一回り外側を選択してコピー**すると，「貼り付け時に線が出ない」などのトラブルが少ないようです（**図3-28**）。

図 3-28　表のコピー

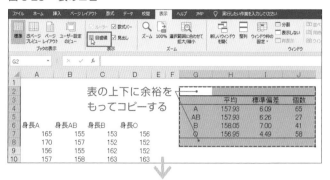

図 3-29　図（拡張メタファイル）で貼り付け（Word）

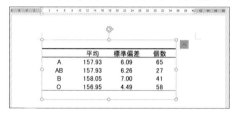

Excel で表をコピー後，Word では拡張メタファイル形式で貼り付けます（**図 3-29**）。

表は図形のような扱いで貼り付けられるので，Excel の表を作成した段階で，フォントの種類や太さ，線の種類などを設定しておきます。

図 3-30　ピボットテーブルの場合

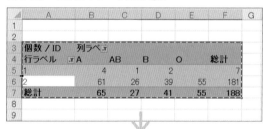

ピボットテーブルの場合は，表の内部をクリックします。Ctrl ＋ Shift ＋ ✱ で表全体を選択します（**図 3-30**）。表の部分をドラッグして表全体を選択してもかまいません。ピボットテーブルについては，Step 4 を参照してください。

　表を Word に貼り付けます。ただ，ピボットテーブルでは単に行ラベルや列ラベルとなっていてその内容がわからないので，修正できるように貼り付ける必要があります。その際，**リッチテキスト形式**で貼り付けると，Word 側で表の内容を修正できます（**図3-31**）。あとは，通常の Word 機能で修正します。

図 3-31　リッチテキスト形式で貼り付け（Word）

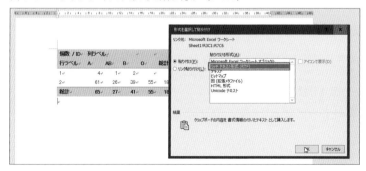

スライド原稿を作る （便利ワザ）

ワザその① : Excel で PowerPoint の原稿を作る

Excel でスライド原稿を作れます。

図1　スライド構成の検討

	A	B	C
1	タイトル	スライド本体	補足
2	はじめに		
3		背景の説明など	
4			読み手が理解できるように
5	対象と方法		
6		誰もが追試できるように	
7	結果		
8		グラフと表で簡潔に	
9	考察		
10		自分の結果の解説	
11	まとめ		
12		全体の要約	
13		今後の展望	
14			

最初に，スライドのタイトル，本体，補足といった階層構造，つまり一種の目次をA〜C例で作成します（図1）。

ファイルを保存するときに，「テキスト（タブ区切り）」で保存します。

その後，ワードパッドで開き，リッチテキスト形式で保存します（図2）。ワードパッドは，Windows に標準搭載されていますので，デスクトップ左下のスタートボタンをクリックし，Windows アクセサリ内から選択します。

図2　ファイルを RTF 形式で保存

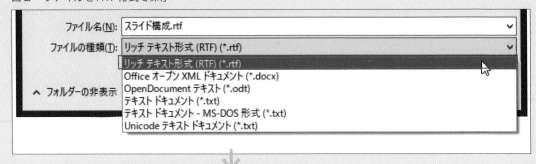

PowerPoint でファイルを開きます。

開くファイル形式を「すべてのアウトライン」に設定して，先ほど保存したファイルを読み込みます（図3）。

図3　PowerPointでファイルを開く（Power Point）

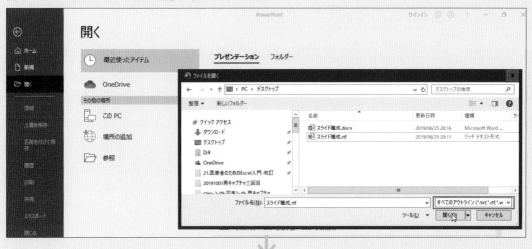

そうすると，図4のようにスライドが作成されます。

図4　スライドの作成（PowerPoint）

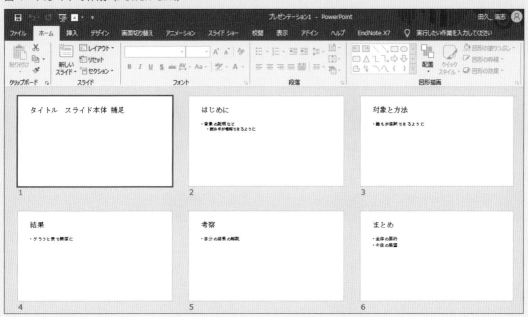

ワザその②：WordでPowerPointの原稿を作る

WordでスライドのPowerPointの原稿を作ります。

図5 アウトラインモードで原稿を作成

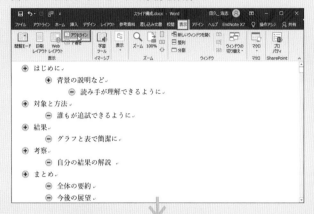

まず，表示→［表示］→アウトライ
ンと選び，「アウトラインモード」で階
層構造を考慮したテキストを作ります
（図5）。Tab を押すとテキストは右に
ずれ，下位の階層となります。

Shift ＋ Tab を押すと，テキスト
は左にずれ上位の階層となります。

テキストをドラッグしても上下左右
の位置を変えられます。

通常の docx 形式で保存します。その後，PowerPoint から「すべてのアウトライン」と
して保存したファイルを読み込みます（図6）。

図6 Power Point でファイルを開く（Power Point）

そうすると，図7のようにスライド原稿が作成されます。

図7 スライドの作成（PowerPoint）

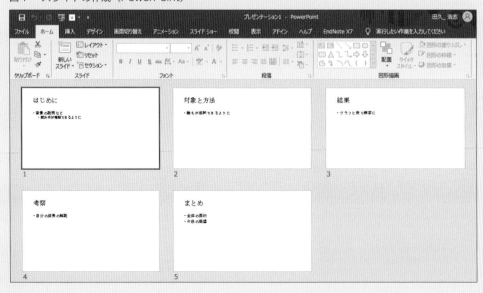

ピボットテーブルを使ってみよう

Step

4

Step 4 では，Excel のピボットテーブルを使ってデータを整理し，
集計表やグラフを作る方法を身につけましょう。
ピボットテーブルで集計表を作ると，Excel に用意されている
さまざまなグラフを簡単に作成することができます。

- ピボットテーブルの作成
- グラフメニューの解説
- 複合グラフ，カプランマイヤー曲線，オッズ比のグラフの作成

練習用データを本書の Web サイトからダウンロードして実際に操作をし，
大量の業務データの分析にとても役立つピボットテーブルの
使い方をマスターしましょう。

データの集計方法

　集計とは，通常は列方向に集計する単純集計を意味しますが，医療分野では条件ごとに集計するクロス集計をよく使います。そのため，**本書では「集計」を主にクロス集計の意味で用います。**

自分のデータは自分で集計したい

　かつて，アンケート調査は手で集計するか，集計用紙に内容を転記して電卓で集計する方法しかありませんでしたが，現在では Excel で集計するのが一般的です。しかし，Excel の集計機能を使いこなす人はあまりいません。

　一方，電子カルテが一般的になり，いろいろなデータを手軽に得ることができますが，自分の頭で考えた新しい切り口の集計表やグラフを，情報部門に依頼して作成してもらうのは結構大変です。あなたが，その資料を作成する仕様を的確に先方に伝えなければなりませんし，先方も正しく依頼内容を理解しなくてはなりません。

　記録したデータは，自分の目で見て自分の頭で考えて理解しなければ，大事な情報は何も語りかけてくれません。この機会にぜひ，Excel によるデータ集計とグラフ作成のノウハウをマスターして，自分たちのデータを自分の目で見て自分の頭で考えて仕事に役立ててください。

　ところで，棒グラフと折れ線グラフの使い分けはわかりますか？　棒グラフはデータがとびとびのデータ，つまり離散量に用います。それに対して折れ線グラフは，データが連続して変化する連続量に用います。ここでは離散データから，ピボットテーブルの機能で集計表と棒グラフを作成する方法を解説します。

リストの作成

　ここでは，入院患者に対して行った満足度（5 段階評価）のアンケート結果（図 4-1）を例に説明します。このデータ「p108- 患者満足度 .xlsx」は https://www.igaku-shoin.co.jp/prd/04079/ からダウンロードできます。

　前述したように，Excel に入力するのは，1 行に 1 データが原則です。1 行目に質問項目を識別する変数名を記入し，その下に値を入力します。無回答部分は，何も記入せずに空欄のままにします。このように最上部に変数名を記入し，その下にそれぞれの値を記入した矩形のデータを Excel では「リスト」とよびます。

　極端にいえば，どのようなデータも 1 度リストを作成しておけば，あとは楽に解析ができます。もし，データを 2 回測定する場合は，1 行の左側に最初の値を，右側に 2 回目の値を入力します。

　紙の質問票の場合は，票の右肩に，手書きでもよいので ID（識別番号）を記入し，その数値をリストに入力します。これは，あとで入力したデータに疑義が生じたときに元の質問票を確認するのに使います。ID は，その性質上すべてのデータが固有の番号をもち

ます。この性質は，後述の「ピボットテーブル」の作成時に重要になります。

今回は，あとの解析に用いるため，性別と年齢を合体させた変数「性年代」を別途作成しました（**図 4-2** の A26）。これは，慣れないうちは手で入力してかまいませんが，男女，年齢の変数から Excel の関数（IF 文）と文字列を結合する演算子 (&) や OR 関数などを用いて自動的に作成します。

B2 の性別を例にとると，IF(B2=1, " 男 ",IF(B2=2, " 女 "," エラー ")) で，これは B2 が 1 なら " 男 " を，2 なら " 女 " を，それ例外は " エラー " と変換します。C2 の年齢の場合は，一例として以下のようなものが考えられます。

IF(OR(C2=2,C2=3),"20-30",IF(OR(C2=4,C2=5),"40-50",IF(OR(C2=6,C2=7),"60-70"," エラー ")))

すなわち，もし C2 が 2 か 3 であれば "20-30" を，もしそうでなくて C2 が 4 か 5 であれば "40-50" を，もしそうでなくて C2 が 6 か 7 であれば "60-70" を，これら以外は " エラー " とする，と変換します。

性別を AA2 に，年代を AB2 の列に求めたとすると，AC2 のセルに「=AA2&AB2」と文字列を結合する演算子 (&) で 2 つをつなげれば「性年代」が求められます。

しかし，このように数値に応じていくつもの値を一度に変換しようとすると複雑になりますので，慣れないうちは一度，性別順，年齢順にデータを並べ替えてから，注意しながら，手入力でデータを変換するのがよいでしょう。

図 4-1　患者満足度のアンケート結果

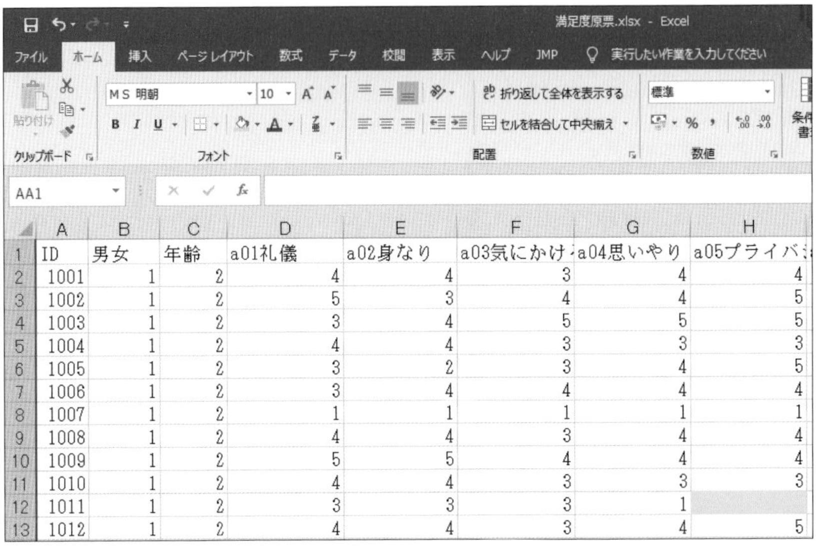

	A	B	C	D	E	F	G	H
1	ID	男女	年齢	a01礼儀	a02身なり	a03気にかけ	a04思いやり	a05プライバ
2	1001	1	2	4	4	3	4	4
3	1002	1	2	5	3	4	4	5
4	1003	1	2	3	4	5	5	5
5	1004	1	2	4	4	3	3	3
6	1005	1	2	3	2	3	4	5
7	1006	1	2	3	4	4	4	4
8	1007	1	2	1	1	1	1	1
9	1008	1	2	4	4	3	4	4
10	1009	1	2	5	5	4	4	4
11	1010	1	2	4	4	3	3	3
12	1011	1	2	3	3	3	1	
13	1012	1	2	4	4	3	4	5

注）このデータは，「a01 礼儀」から「c22 確認」までの 22 項目の満足度に関する質問（図 4-2）に対して，「とても悪い：1」「悪い：2」「ふつう：3」「良い：4」「とても良い：5」の 5 段階で回答したもの。

図 4-2　変数の一覧

	A
1	ID
2	男女
3	年齢
4	a01礼儀
5	a02身なり
6	a03気にかける
7	a04思いやり
8	a05プライバシー
9	a06気兼ね
10	a07依頼
11	a08連絡
12	a09食い違い
13	b10掃除
14	b11換気
15	b12清潔
16	b13トイレ
17	b14マイク
18	b15呼び出し
19	c16苦しみ対応
20	c17不安感
21	c18検査場所
22	c19検査注意事項
23	c20和らぐ
24	c21検査説明
25	c22確認
26	性年代

ピボットテーブルの作成

　ピボットテーブルとは，Excel のクロス集計表のことで，集計表の作成にその機能を用います。解析対象リスト（**図4-1**）の A1（A 列 1 行のセル）をクリックしてから，挿入 → ［テーブル］ →ピボットテーブル→ピボットテーブルの作成画面で「OK」，と選択します。

　Excel 2019（*.xlsx）では，**図4-3** のような画面になり，右側にフィールドリスト（変数一覧）が表示されます。そこで，全データの存在する変数，この場合は「ID」を選ぶと，右下のΣ値ボックスに入ります。

　変数 ID は数値データなので，ピボットテーブルは自動的に合計を計算します。しかし，ID の合計は意味がありません。そこで A3 の「合計 /ID」をダブルクリックすると，**図4-3** のように「値フィールドの設定」画面が出るので「個数」を選びます。

図 4-3　ピボットテーブルの設定

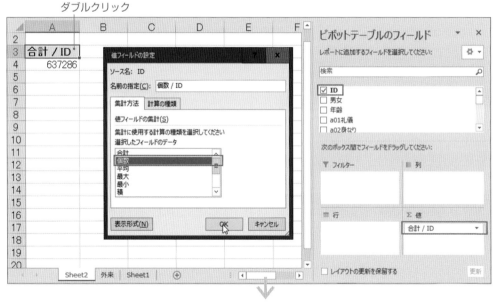

図 4-4　データの個数

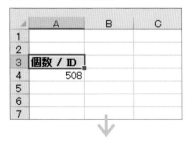

　そうすると，「合計 /ID」の表示が「個数 /ID」と変わり，データが 508 件あるのがわかります（**図4-4**）。

「a01 礼儀」を画面右側にある「列」ボックスに，「男女」を「行」ボックスにドラッグすると，図4-5のように表が出てきます。回答が未記入で空白のセル（欠損値）が11件あるのがわかります。この欠損値を取り除くには，A4にある行ラベルとB3にある列ラベルの横にある▼をクリックし，欠損値の項目のチェックを外します。

一般的に表の左側を表側とよび，分類する変数を置きます。上側は表頭とよび，分類する区分を置きます。しかし，Excel では表の左側を行ラベル，上側を列ラベルとよんでいるので，本書では，行ラベルおよび列ラベルと表記します。

図4-5　欠損値を含む集計表

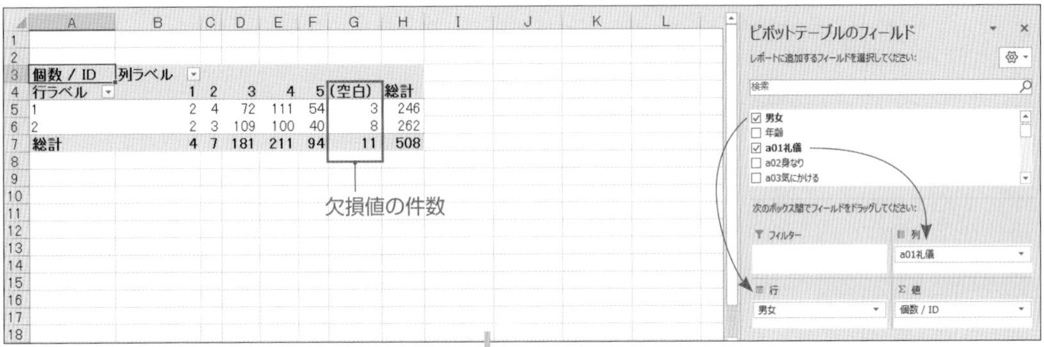

欠損値を除外すると空白欄は表示されず，必要な結果（1 ～ 5）のみが表示されます。新しい集計表では，総計 497 件となりました（図4-6）。

図4-6　欠損値を除外した集計表

	A	B	C	D	E	F	G	H
1								
2								
3	個数 / ID	列ラベ						
4	行ラベル	1	2	3	4	5	総計	
5	1	2	4	72	111	54	243	
6	2	2	3	109	100	40	254	
7	総計	4	7	181	211	94	497	
8								

集計表の修正

図4-5に示したように，画面右下の4つのボックス中の，「行」と「列」に変数（図4-5では「男女」と「a01 礼儀」）を配置すると，それに対応する集計表が作成されます。変数を1種類のみ用いれば単純集計が，縦と横に配置すればクロス集計表が作成されます。Step 2（82頁）で示したように，左上のボックス中の「フィルター」に変数を配置すると，すでにある条件で解析対象を選択したうえでの集計表が作成できます（図4-7）。

集計表の行ラベルと列ラベルに配置した変数は，画面右下の「行」ボックス，「列」ボックスに配置した変数をボックスの外にドラッグして，×印が表示されてからマウスボタンを離すと変数が消えます。このようにして，好みの変数を配置して任意の集計表を作成します。

図 4-7 フィルター使用による，男性のみの年齢別 a01 礼儀のピボットテーブル

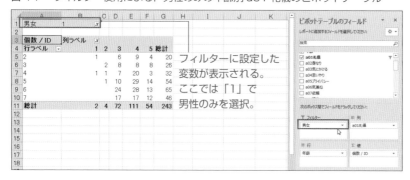

注）行ラベル（年齢）は，2 ＝ 20 歳代，3 ＝ 30 歳代，4 ＝ 40 歳代，5 ＝ 50 歳代，
　　6 ＝ 60 歳代，7 ＝ 70 歳代，8 ＝ 70 歳代以上。

　　ピボットテーブルは，実験や調査において大変便利な機能ですが，臨床現場で知っている人はあまりいません。この機能を使えば，手作業で集計する必要はなくなり，集計作業が大幅にスピードアップします。ですから，**この機会にピボットテーブルをぜひマスターしてください。** そのためには，ピボットテーブルの説明を Excel のヘルプファイルで読むことをお勧めします。

グラフの作成

　　ピボットテーブルの集計表は，実際の数値つまり現状を示すので，日報・週報などの管理資料の作成に向いています。一方，研究・解析などでデータの割合を比較するのには集計表は適していません。幸い，ピボットテーブルからすぐにグラフを作成できるので，その操作を覚えましょう。

　　最初に，**図 4-7** のようにフィルターのボックスに「男女」を入れ，男性のみを選んでおきます。その後，ピボットテーブルの内部をクリックします。そして，挿入→ ［グラフ］ → 2-D 縦棒→ 100％ 積み上げ縦棒，と選びます（**図 4-8**）。

図 4-8 ピボットグラフの作成

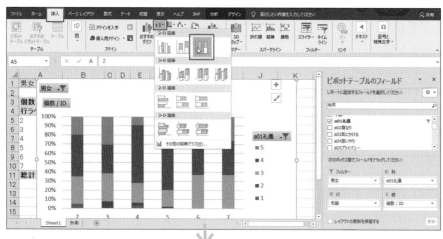

行ラベルの変数が X 軸に，列ラベルの変数が Y 軸に配置された 100% 積み上げ縦棒グラフが自動的に作成されます。

　グラフで，男女のボタンの横（図4-9 中の①）をクリックすれば，男性のみ，女性のみが選択できます。グラフの大きさは，グラフの上下左右の四隅の○（図中の○）を対角線方向にドラッグすれば縦横の比率を保ったまま大きさを変更できます。

図4-9　100% 積み上げ縦棒グラフの作成とグラフの調整

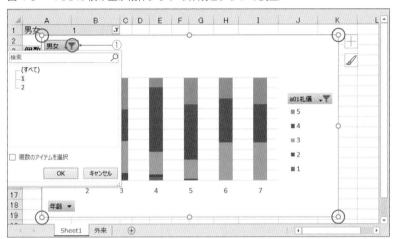

　このアンケート調査での礼儀に関する満足度は，男性のみ，年代別満足度の「とても悪い：1」から「とても良い：5」までの割合で表示されています。もし，各年代での満足度割合が等しければ，棒グラフの各区分は同様になります。

　データ解析の基本には，数値を把握する目的があるのはもちろんですが，回答者の属性ごとにどのような変化があるかを把握するのも重要です。図4-9 のような 100 ％積み上げ縦棒グラフを用いると，X 軸の違いによる Y の分布の変化がすぐに把握できます。

グラフの修正

　図4-9 のグラフを修正しましょう。このままではグラフの修正操作がしにくいので，ピボットグラフツール→［デザイン］→グラフの移動→新しいシート，と選び新規のシートにグラフを移動します。

　グラフを修正する前に，ピボットグラフツールの中に，デザイン，書式，分析などの機能があるので，その中を覗いてみましょう。

①グラフのレイアウトの変更

　グラフの体裁を変更するには，デザイン→[グラフのレイアウト]と選びます。「グラフの要素の追加」の中では，軸，軸ラベル，グラフのタイトルなどの追加や修正ができます。また「クイックレイアウト」の中では，凡例，数値表の配置などの追加や修正ができます。Excel でグラフ作成を初めて行うときは，これの機能でグラフがどのように変化するか確かめてください。

②グラフの種類の変更

　　グラフの種類を変更したい場合は，デザイン→［種類］→グラフの種類の変更，で操作します（**図4-10**）。そうすると，縦棒，折れ線，円，横棒をはじめとするグラフから選択できます（**図4-11**）。

図4-10　グラフの種類の変更

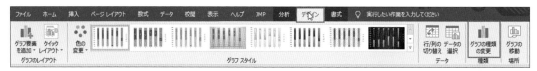

　　これらのグラフの特徴については，Step 3「1．グラフの種類」（86頁）を参照してください。

　　レポートや論文作成のときは，類似の資料を見て同じような形式のグラフにするのが無難といえば無難です。

図4-11　グラフの種類の一覧

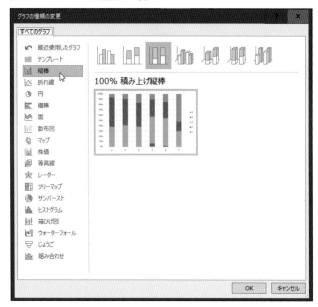

グラフのタイトル，ラベルなどの変更（図4-12）

　　グラフタイトルや軸ラベルの記入には，ピボットグラフツール→デザイン→［グラフのレイアウト］→グラフ要素を追加，と選び，希望の項目を選択します。

図 4-12　グラフタイトル，ラベルなどの変更

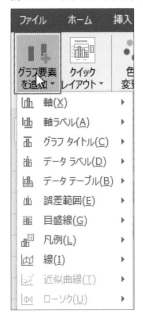

この操作によって，グラフタイトル，軸ラベル，凡例，データラベル，データテーブルなどの体裁が調整できます。

①軸ラベルの書式設定

軸のフォントサイズを変更したい場合には，該当する場所を右クリックして選択し，表示されるメニューからフォントを選び，サイズを適切な値にします。

なお，Excel のグラフで変更を加えたい場合，基本的に変更を加えたい場所を右クリックします。すると関連する画面が開くので，あとは指示に従って変更を加えるだけです。

②フィールドリストとフィールドボタンの表示 / 非表示

グラフ中の凡例ボタンであるフィールドボタンと，画面右側のフィールドリストの表示 / 非表示を選べます。そのためには，ピボットグラフツール→分析→［表示 / 非表示］でフィールドボタンを選び，「すべて非表示」にすれば，すべてのボタンは表示されなくなり，論文や発表用のグラフに使用できます（**図 4-13**）。

図 4-13　フィールドリストとフィールドボタンの表示 / 非表示

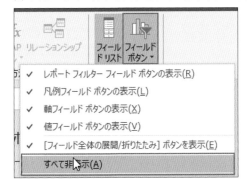

ここでは，患者満足度のデータを例として，ピボットテーブルの機能を用いた集計表の作り方からグラフの作成までを示しました。実際の発表や論文作成の前に一番頭を悩ますのは，グラフや表をどのように作成すればよいか，という点です。93頁のMEMOを参考に，日頃から自分の解析内容に使えそうな図表を探しておくとよいでしょう。

集計表から該当する元の値を表示する

　ピボットテーブルで集計表を作ったあとで，表の中のセルをダブルクリックすると，その条件に該当する元のデータが表示されます。図4-7（112頁）で，男女＝2と指定しておき，行ラベルの年齢＝2，列ラベルのa01礼儀＝3のセルをダブルクリックします（図4-14）。

図4-14　ピボットテーブルの内部をダブルクリック

	A	B	C	D	E	F	G	H
1	男女	2			ダブルクリック			
2								
3	個数 / ID	列ラベル						
4	行ラベル		1	2	3	4	5	総計
5	2				12	18	2	32
6	3			個数 / ID 26	5	52		
7	4			値: 12 17	6	37		
8	5		1	3 行: 2 19	6	58		
9	6		1	列: 3 25	15	7	48	
10	7			8	5	14	27	
11	総計		2	3	109	100	40	254
12								

図4-15　選択された元の値の表示

	A	B	C	D	E
1	ID	男女	年齢	a01礼儀	a02身なり
2	1278	2	2	3	4
3	1276	2	2	3	3
4	1273	2	2	3	4
5	1270	2	2	3	4
6	1268	2	2	3	3
7	1267	2	2	3	3
8	1265	2	2	3	4
9	1264	2	2	3	4
10	1259	2	2	3	4
11	1257	2	2	3	4
12	1252	2	2	3	4
13	1250	2	2	3	3
14					

　そうすると女性で，年齢＝2，a01礼儀＝3であるデータのみが表示されます。この機能を使えば，元のデータのどのようなデータを抽出したかを，手軽にできます（図4-15）。

3 連続変数を集計する

ピボットテーブルによる集計表の作成はとても便利です。しかし，ピボットテーブルは変数が離散量でないと上手に集計できません。

しかし，多くの変数は連続量であるため，変数を事前に設定した区分（階級値）に分類しなおす必要があります。そのような連続量の集計には FREQUENCY 関数を使いますが，扱いがかなり複雑です。そのため，本書では階級値の範囲を文字列で表現したものを利用して，COUNTIFS 関数で集計をする方法を解説します。

COUNTIFS 関数

COUNTIIFS 関数とは，複数の検索条件を満たすものがそれぞれいくつあるかを求める関数です。

COUNTIFS 関数は，複数の範囲のセルに条件を適用して，すべての条件が満たされた回数をカウントします。

書式：COUNTIFS (条件範囲 1, 検索条件 1, [条件範囲 2, 検索条件 2], …)

・条件範囲 1：必ず指定します。対応する条件による評価の対象となる最初の範囲を指定します。

・条件 1：必ず指定します。計算の対象となるセルを定義する条件を数値，式，セル参照，または文字列で指定します。たとえば，条件は 32，">32"，B4，"Windows"，または "32" のようになります。

・条件範囲 2, 条件 2,…：省略可能です。追加の範囲と対応する条件です。最大 127 組の範囲 / 条件のペアを指定できます。

(Excel 2019 のヘルプより)

最初に，いつも使用している看護師のアンケート「p73-Nurse.xlsx」のデータから一部を抜き出します（**図 4-16**）。

図 4-16　解析対象とするデータ

	A	B	C	D	E	F
1	ID	名前	年齢	血液	身長	
2	1	竹澤	48	AB	155	
3	2	高橋	49	O	156	
4	3	京本	46	B	153	
5	4	福山	24	A	165	
6	5	伊藤	39	O	152	
7	6	甘利	36	A	170	
8	7	高松	26	B	152	
9	8	前原	26	O	152	
10	9	奥野	27	O	163	

階級値の下限と上限を文字列で入力します。このとき，下限には >= で等号をつけ「●●以上」の意味にし，上限には < で等号をつけずに「○○未満」の意味にします（**図4-17**）。

図 4-17　集計する階級値の下限と上限を設定する

身長の値は，$E2:$E194 にありますので，階級値の代表値として下限の値を G 列に示します。

L 列で．COUNTIFS（身長の値のある範囲，下限の条件，上限の条件）の形式で計数を行います。

その結果，L2:L7 に計数結果が求まります（**図 4-18**）。

図 4-18　COUNTIFS 関数による連続量の計数

計数結果をグラフに示します（**図4-19**）。

図 4-19　連続量を計数してグラフ化する

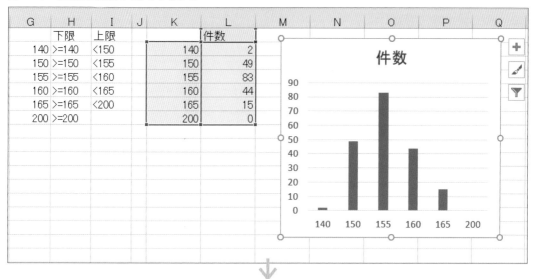

　もし，階級値の範囲を変更する場合は，下限と上限の文字列を適宜変更します。**図4-20**に階級値の範囲を変更した例を示します。

図 4-20　階級値の範囲を変更する

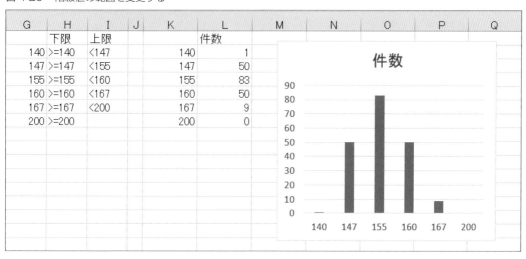

　COUNTIFS関数を用いると，階級値は自由に変更できるので，変数の分布が偏っているグラフをわかりやすく表示するのに役立ちます。

棒グラフを作る

ここから，グラフの作成方法について解説していきます。

まずは，Step 2 で用いたデータ「p73-Nurse.xlsx」（73 頁参照）から，血液型別体重平均値の棒グラフを作ってみます。

医療系論文の棒グラフでは平均値と標準偏差を一緒に示すのが一般的です。標準偏差は測定値のばらつきの度合いを示すもので，測定値が正規分布の場合，平均±1.96 標準偏差の間に全体の 95% の値が存在する性質があります。そのため，標準偏差が大きいというときは，異常値が混入したりデータの測定精度が悪くなっている場合があります。

ここでは最初に平均値の棒グラフを作り，次にそこに標準偏差を付けます。

平均値の棒グラフを作る

まず，「p73-Nurse.xlsx」で行ラベルに「血液」を配置します。そしてフィルターの部分に性別を配置して，性別 =2 の女性のみを選びます。次に，「Σ値」のボックスに「本当の体重」を入れて「平均」を求め，再度「本当の体重」を入れて「標本標準偏差」（標本集団の標準偏差）を求めます。これにより，女性看護師で血液型別の本当の体重とその標本標準偏差の分布を求めます。便宜上，「本当の体重」を「体重」と，「標本標準偏差」を「標準偏差」と表記します。

血液型の中に含まれる異常値，（15，27）は，▼をクリックして表示されたプルダウンリストでチェックを外して集計から除外します。その結果，図 4-21 のようになります。

図 4-21　平均と標準偏差を求める

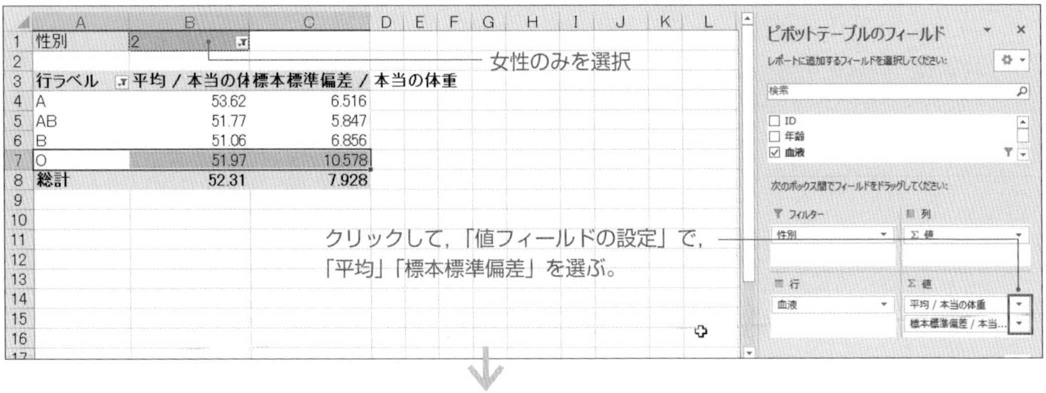

図 4-22 変数の配置

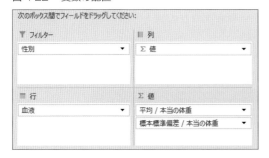

変数の設定を見やすくするために，図4-21 の右下のボックス部分を拡大したものを図 4-22 に示します。

Excel の場合，標準偏差を求めるには STDEV.S 関数と STDEV.P 関数の 2 つがあります。

STDEV.S 関数は，平均と測定値の差の 2 乗の合計を「n（件数）− 1」で割って平方根を求めた値で，一般的な標準偏差はこれを指します。STDEV.P 関数は「$n − 1$」ではなく「n」で割ったもので，測定値を母集団とみなした場合の値を示します。

ピボットテーブルの場合には，「標本標準偏差」が「$n − 1$」で割った値を示しますので，ここではその値を用います。

MEMO　データ件数を表す「N」と「n」を混同していませんか？ N（population size）は有限母集団の全数調査であり，n（sample size）は母集団が大きな場合に標本を抽出して行う標本調査で，その結果から母集団について推論します。母集団の客観的評価のための標本抽出方法には，無作為抽出（random sampling ランダム・サンプリング）などがあります。

グラフの作成

グラフ作成にあたって，さまざまな操作をするので，ピボットテーブルをコピーして，値のみを別のセルに貼り付けます。

ピボットテーブル内のセルをクリックして ［Ctrl］＋［Shift］＋［*］でもしくは ［Ctrl］＋［A］でテーブル全体を選び，［Ctrl］＋［C］でコピーしてから，値のみを別のセルに貼り付けます（図 4-23）。

図 4-23　値のコピーとペースト

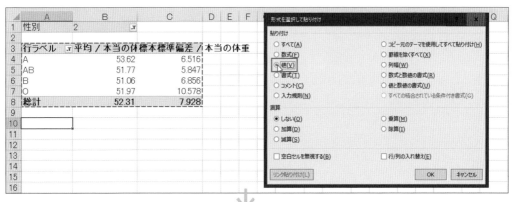

列ごとに数値の小数点以下の桁数を必要に応じて調整して，A〜Oの平均の値のある
セルをドラッグし，挿入→［グラフ］→縦棒/横棒グラフの挿入→集合縦棒，を選んで体
重の平均値の棒グラフを作成します（図4-24）。

図4-24　棒グラフの作成

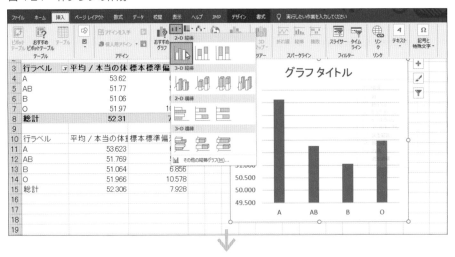

血液型別体重平均値の棒グラフが完成しました。必要に応じてY軸（縦軸）の表示範
囲，グラフタイトルの非表示などを調整します（図4-25）。Y軸の小数点以下の表示の調
整は，Y軸を右クリックして，軸の書式設定→表示形式，と選び，カテゴリーをユーザ
ー設定とし，種類で表示したい桁数を選びます。

図4-25　完成した棒グラフ

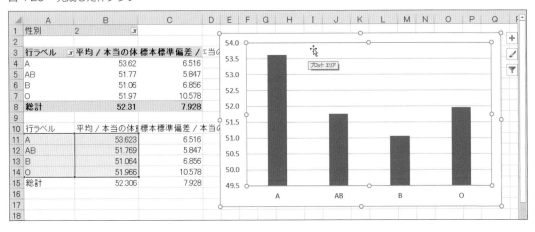

棒グラフに標準偏差を付ける

　標準偏差値を棒グラフに付けます。グラフをクリックし，グラフツール→デザイン→
［グラフのレイアウト］→グラフ要素を追加→誤算範囲→その他の誤差範囲オプション，
と選びます（図4-26）。

図4-26　その他の誤差範囲オプション

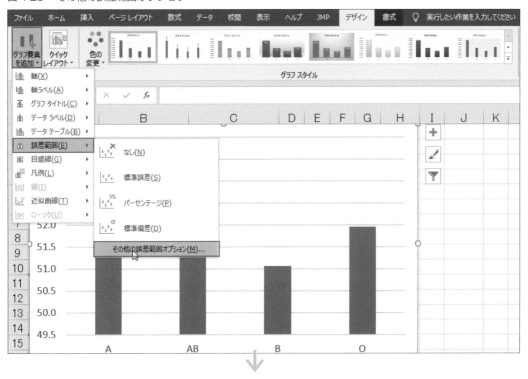

図4-27　縦軸誤差範囲の設定

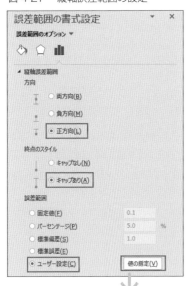

　「誤差範囲の書式設定」の詳細を設定する画面が出ます。この場合，縦軸誤差範囲の方向は「正方向」，終点のスタイルは「キャップあり」とし，誤差範囲を「ユーザー設定」にして「値の指定」をクリックします（図4-27）。

図 4-28　誤差範囲の指定

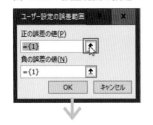

「ユーザー設定の誤差範囲」を指定する画面が出るので，「正の誤差の値」の右側をクリックします（図4-28）。

そして，標準偏差のセルの位置である $C$11:$C$14 の位置をドラッグします（図4-29）。

図 4-29　標準偏差の範囲指定

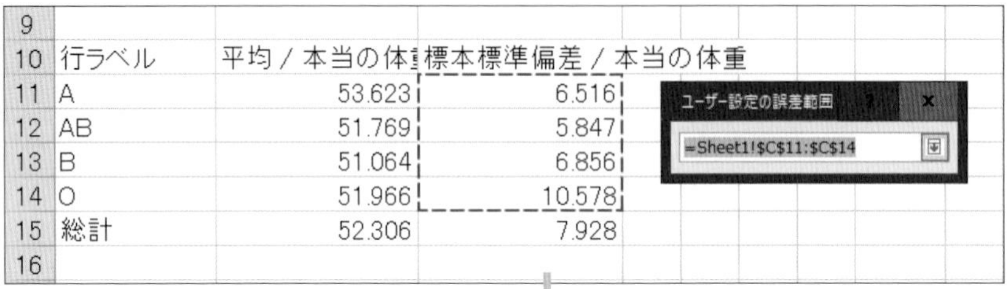

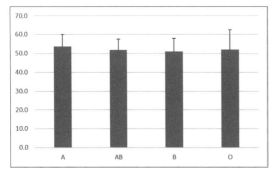

標準偏差の値を指定した結果，ダイアログボックスの後ろで表示されているグラフが，標準偏差の付いたものに変化します。

図 4-30　標準偏差を示した棒グラフの完成

最終的に軸の最小値と最大値などを調整し，平均値と標準偏差を示した棒グラフが完成します（図4-30）。

MEMO　棒グラフや折れ線グラフには，平均値と標準偏差を示して，データがどの程度の広がりがあるかを示します。今回は，棒グラフに標準偏差を＋方向に付けました。標準偏差を＋方向のみ，あるいは±方向のどちらに付けるかの決まりはありません。筆者は±方向につけると，－側の線（ヒゲともいう）が棒グラフの本体と重なり見にくくなるので＋方向にのみつけています。

グラフを新しいシートに移動する

データのシートでグラフを作成しましたが，このままではグラフに細かな調整をするのに不便です。グラフを新しいシートに移動しましょう。

グラフをクリックしてから，グラフツール→デザイン→［場所］→グラフの移動，と選びます（**図4-31**）。移動時，新しいシートに名前を設定してもかまいません。

図 4-31　新しいシートへの移動

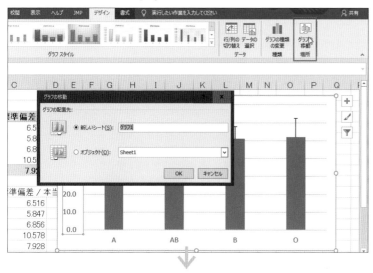

新しいシートでデザインを調整します。

X軸とY軸のフォントを選び，右クリックしてサイズを18ptとし，標準偏差の線を選び右クリックしてから，枠線→太さ→3pt，同様に，枠線→実線／点線→その他の線と選び，誤差範囲の書式設定で，線の先端→フラット，として誤差範囲を明確に表示しました。（**図4-32**）

図 4-32　標準偏差の線の調整

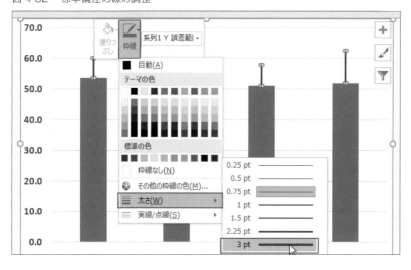

平均値の棒グラフに標準誤差を付ける

標準偏差（standard deviation：SD）と標準誤差（standard error：SE）の違いはわかりますか（表4-1）？

表4-1　標準偏差と標準誤差の違い

	表すもの	差が小さいことの意味
標準偏差	測定値のばらつき	ある範囲にデータが存在する
標準誤差	測定値を標本とみなした場合の標本平均のばらつき	ある範囲に標本平均が存在する

詳しい内容は統計の教科書などを見ていただくとして，ここでは標準偏差から標準誤差を求めます。

$$標準誤差 = \frac{\sigma}{\sqrt{n}}$$ 　　（標準偏差［σ］を標本件数［n］の平方根で割った値）

まず，ピボットテーブルで体重のデータ件数を求めます。次に，ピボットテーブル中の値も外側のセルから引用できるので，図4-33のように，標準偏差（C11:C14）を各データの件数（D4:D7）の平方根で割って，標準誤差（D11:D14）を求めます。平方根はSQRT関数を使って求めます。

図4-33　ピボットテーブルで標準誤差を求める

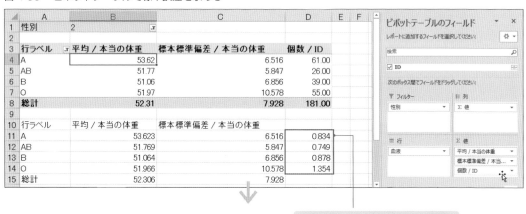

標準誤差＝標本標準偏差 / $\sqrt{件数}$
＝ C11/SQRT(D4)

└── ピボットテーブル内の
　　　 D4のセルをクリック

求めた標準誤差を，改めてユーザー設定の誤差範囲として用い，棒グラフに示します（図4-34）。

図4-34　標準誤差の範囲指定

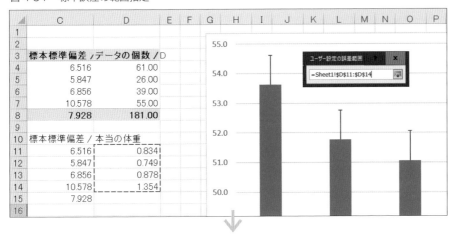

その結果，標準誤差を設定した棒グラフが完成します（図4-35）。

図4-35　標準誤差を付けたグラフ

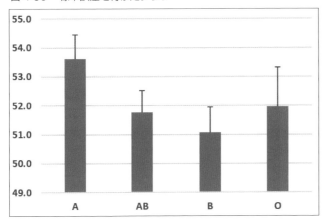

図4-32で作成したグラフと同じように見えますが，図4-32ではY軸の範囲が0～70だったのが，図4-35では49～55と異なることに注意してください。標準偏差が測定値のばらつきを示すのに対し，標準誤差は平均値のばらつきを示すため，標準誤差は標準偏差より小さな値をとります。

　112頁ではピボットテーブルからグラフを作成しましたが，ここでは，求めた数値からグラフを作る手法として，標準偏差や標準誤差を付けたグラフ作成を取り上げました。
　グラフを修正したい場合は，気になる場所をダブルクリックすればその対象の書式設定の画面が出てきます。データの集計は比較的早くできますが，わかりやすいグラフを作るのはなかなか難しい作業です。普段から，グラフの作成に慣れておくことをお勧めします。

帯グラフ（100％積み上げ棒グラフ）

　帯グラフの中でも，100％積み上げ棒グラフは便利なグラフです。ここでは，「p73-Nurse.xlsx」を用いて「出身」と「性格の違い」を例にします。単純にピボットテーブルを作ると，最初の画面では，行ラベルの下に出身地の1，2が並び，列ラベルの場所に性格の1，2が並びます。ピボットテーブルの場合，集計結果の数値以外は手入力で修正ができます。そこで，行ラベルの「出身」のところを1＝東日本，2＝西日本と入力し直し，同様に列ラベルの「性格」のところを1＝現実派，2＝理想派と書き直します。その

結果，**図4-36**のようなピボットテーブルができて，それを元にX軸のラベル，および凡例がわかりやすく表示されたグラフが完成します（作成方法は112頁参照）。

図4-36　100％積み上げ棒グラフ

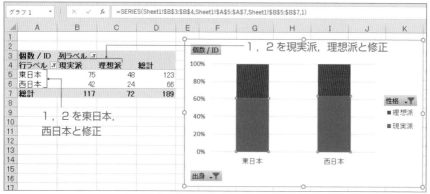

帯グラフは，実は円グラフと同じです。円グラフは1度に1つしか作れず，同じスライドに複数の円グラフを配置するのは煩雑ですが，帯グラフは同時にいくつものグラフを並べて表示できる利点があります。筆者は，論文作成やプレゼンテーション資料の作成では円グラフでなく100％積み上げ棒グラフの利用を強く推奨しています。

なお，帯グラフの上下の境目が，左右の帯の間で極端に異なるとき，つまり，左右で上下の割合が異なるときは，統計学的な有意差がある可能性が高いと考えられます。帯グラフの境目が同じ程度では，どの群も割合が同じ状態を意味するので統計学的な有意差はまずありません。

Column

統計ソフトを過信するべからず

　皆さんは，「SPSSがあるから大丈夫」「JMPさえあればOK」と統計ソフトを過信してはいませんか。正確な実験や正しい調査手法でデータを集めて，適切な統計手法や解析手法を用いれば役に立つ結果が出てきます。しかし，おかしなデータや不適切な処理では"ゴミ"のような結果しか出ません。ぜひ，自分の手でデータを解析して，「異常なデータは入っていないか」「実験や調査の条件は正しかったか」を必ず検証してください。その上で統計ソフトを使えば，効率よく結果が求められます。

ピボットテーブルで集計する

次に，体重の分布を折れ線グラフにしてみましょう。

単純にピボットテーブルにすると，56kg が 1 件，47.2kg が 1 件などといったテーブルができてしまいます。そこで，たとえば体重を 5kg 間隔に変換してから集計するとします。

図 4-37　INT 関数の利用

	J	K	L	M	N
1	本当の体重	今の体重は	理想の体重	性格	本当(5Kg間隔)
2	56	2	50	1	=INT(J2/5)*5
3	47.2	4	49	1	45
4	46	3	43	2	45
5	75	1	60	2	75
6	49	1	43	2	45

そのような場合は，体重を 5 で割った値の小数部分を INT 関数（小数点以下を取り除き整数にする関数）で切り捨て，その後 5 倍すると，元の体重が 5kg 間隔に変換されます（図 4-37）。

その結果をピボットテーブルで集計します（0kg は集計から除外）。この場合は，男女を区別せずに集計しました（図 4-38）。

図 4-38　5kg 間隔の体重集計

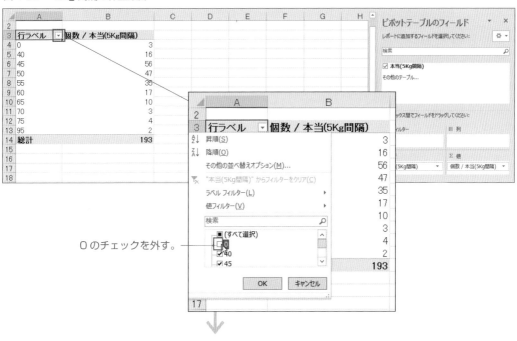

0 のチェックを外す。

ピボットグラフで棒グラフを作ります。一見，順調に棒グラフができたように見えます。しかし，75kg の次が 95kg になっているので，X 軸が等間隔になっていません。これでは，うまくできたとはいえません（図 4-39）。

図 4-39 ピボットグラフ

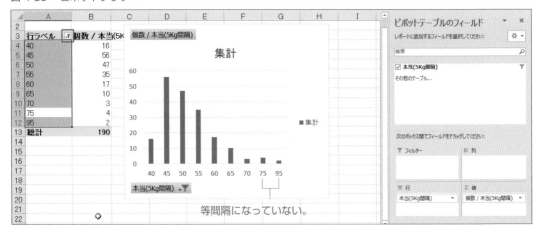

X 幅が等間隔になっていない部分の階級値とデータの個数をほかのセルにコピー，ペーストし，折れ線グラフを作るのもよいのですが（図 4-40），手作業でグラフを作ると間違える可能性が出てきます。そこで便利なのが，次に説明する COUNTIFS 関数を利用する方法です。

図 4-40 手作業で折れ線グラフを作る

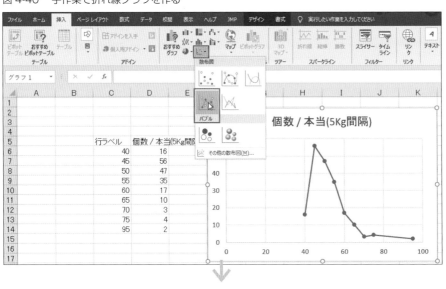

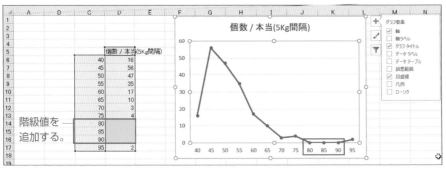

COUNTIFS 関数で集計する

117 頁で説明した COUNTIFS 関数を用いて自動的に連続変数を集計し折れ線グラフを作ります。

最初に 35kg から 95 kg まで 5 kg で値を設定します。

各代表値の下 2.5 kg と上 2.5 kg を階級値の上限と下限とします。

そのため，図 4-41 の M2 と N2 に示すように，不等号と数値から自動的に下限と上限の数式を作ります。その式を M2:N14 の範囲に貼り付けます。

図 4-41 下限と上限を数式でつくる

	J	K	L	M	N
1	本当の体重			下限	上限
2	56		35	=">="&(L2-2.5)	="<"&(L2+2.5)
3	47.2		40		
4	46		45		
5	75		50		
6	49		55		
7	63		60		
8	47		65		
9	47		70		
10			75		
11	45.5		80		
12	47		85		
13	55		90		
14	50		95		
15	52				

元の階級値の 35 〜 95 kg を用いて一連の数式が生成されます（図 4-42）。

図 4-42 一連の下限と上限を生成する

L	M	N
	下限	上限
35	=">="&(L2-2.5)	="<"&(L2+2.5)
40	=">="&(L3-2.5)	="<"&(L3+2.5)
45	=">="&(L4-2.5)	="<"&(L4+2.5)
50	=">="&(L5-2.5)	="<"&(L5+2.5)
55	=">="&(L6-2.5)	="<"&(L6+2.5)
60	=">="&(L7-2.5)	="<"&(L7+2.5)
65	=">="&(L8-2.5)	="<"&(L8+2.5)
70	=">="&(L9-2.5)	="<"&(L9+2.5)
75	=">="&(L10-2.5)	="<"&(L10+2.5)
80	=">="&(L11-2.5)	="<"&(L11+2.5)
85	=">="&(L12-2.5)	="<"&(L12+2.5)
90	=">="&(L13-2.5)	="<"&(L13+2.5)
95	=">="&(L14-2.5)	="<"&(L14+2.5)

折れ線グラフを作成するためにP列でL列の値を参照します。さらに，Q列で
COUNTIFS関数で下限と上限の値範囲にあるものを「件数」として計数します（図
4-43）。

図4-43　COUNTIFS関数で件数を求める

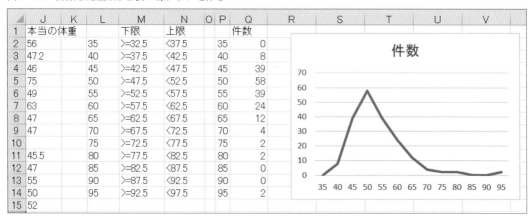

その結果，5 kg間隔での体重の折れ線グラフが作成できます（図4-44）。

図4-44　計数した結果から折れ線グラフを作る

	J	K	L	M	N	O	P	Q	R	S	T	U	V
1	本当の体重			下限	上限			件数					
2	56		35	>=32.5	<37.5		35	0					
3	47.2		40	>=37.5	<42.5		40	8					
4	46		45	>=42.5	<47.5		45	39					
5	75		50	>=47.5	<52.5		50	58					
6	49		55	>=52.5	<57.5		55	39					
7	63		60	>=57.5	<62.5		60	24					
8	47		65	>=62.5	<67.5		65	12					
9	47		70	>=67.5	<72.5		70	4					
10			75	>=72.5	<77.5		75	2					
11	45.5		80	>=77.5	<82.5		80	2					
12	47		85	>=82.5	<87.5		85	0					
13	55		90	>=87.5	<92.5		90	0					
14	50		95	>=92.5	<97.5		95	2					
15	52												

折れ線グラフを作成する2種類の方法を解説しました。折れ線グラフのX軸は連続
尺度が基本です。ピボットグラフでもCOUNTIFS関数でも，どの方法でも折れ線グラフ
が作成できるように練習しておきましょう。

6 ┃ 散布図を作る

　散布図は2つの連続尺度の変数をプロットして，その関係を見るものです。論文で散布
図を作るケースは頻繁にあります。
　散布図では，プロット点にラベルを付けたいケースが頻繁に生じます。そのため少し手

間がかかりますが，Excelでラベル付き散布図を作ってみましょう。また，散布図に直線回帰式を入れる例や，プロットした点が重なった場合の扱いも示します。

散布図の作成

練習用データとして「p73-Nurse.xlsx」（73頁参照）を用意します。調査員に適当に回答した「町での体重」をX軸とし，「本当の体重」をY軸として散布図を作ります。ここでは，4件のデータのみでグラフを作ってみます（**図4-45**）。

図4-45　散布図の作成

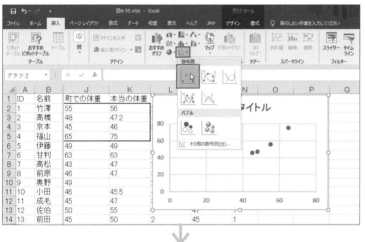

でき上がった散布図の軸をクリックしてから，グラフツール→書式→［現在の選択範囲］→選択対象の書式設定，と選び，書式を調整します。この例ではX軸とY軸の最小値は40kgとし，軸のラベル，グラフタイトルも適宜設定し，「初期散布図」を作成しました（**図4-46**，**4-47**）。フォントは18ptにしました。

図4-46　散布図の書式設定

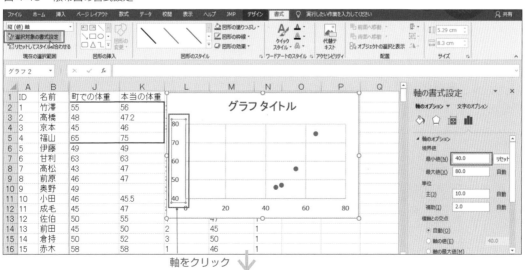

図 4-47　初期散布図

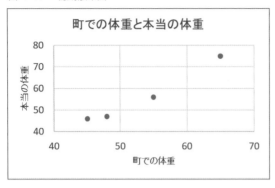

散布図にラベルを付ける

図 4-48　ラベルの位置設定

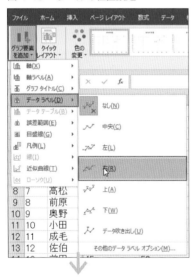

　グラフをクリックして，グラフツール→デザイン→［グラフのレイアウト］→グラフ要素を追加→データラベル→右と選びます（**図 4-48**）。そうすると，マーカーの右側に値が表示されます。好みによって，上下左右のどこにラベルを設定してもかまいません。

　プロット点をクリックすると，全体のプロット点が選択されます。

図 4-49 ラベルを設定するプロット点のみ選択

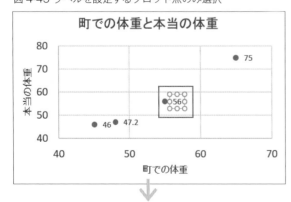

　再度，プロット点のみをクリックすると，その点だけ選択されます（**図 4-49**）。

プロット点を1つ選択後，画面上部の数式バーに「=」を入力し，対応するラベル（この場合は「竹澤」）のセルをクリックし，[Enter] を押します（図4-50）。

図4-50　数式バーでラベルのセルを設定

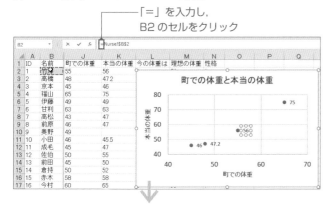

図4-51　散布図への名前ラベル設定

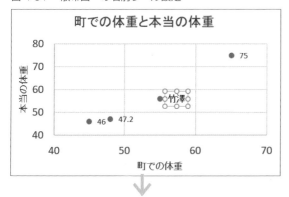

そうすると，数値の代わりに「竹澤」のラベルが散布図に表示されます（図4-51）。あとは適宜，必要なラベルを設定します（図4-52）。

図4-52　全ラベル設定後の散布図

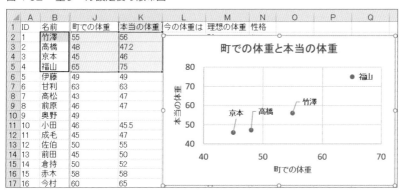

手作業で散布図にラベルを入れる方法は煩雑ではありますが，1分間に4～5個はラベルを設定できるので，最終的な散布図が決まりどのようなラベルを設定するか決まっているときはこの方法がよいでしょう。

なお，図のタイトルにセル参照を用いると，タイトル名も同様に変更できます。図4-53に示すように，Q2のセルに新しいタイトル名を入れ，図4-50と同様の操作をしま

す。そうするとグラフのタイトル名が変更されます。また，グラフ中にテキストボックスを配置して，そこでセル参照を用いることもできます。

図 4-53　タイトル名にセル参照を用いる

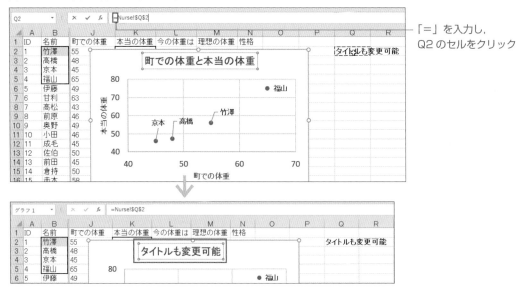

「=」を入力し，
Q2 のセルをクリック

回帰直線を設定する

回帰分析で回帰直線をあてはめる場合などは，グラフ中のプロットした点を選択してから右クリックして「近似曲線の追加」を選びます（**図 4-54**）。

図 4-54　近似曲線の追加

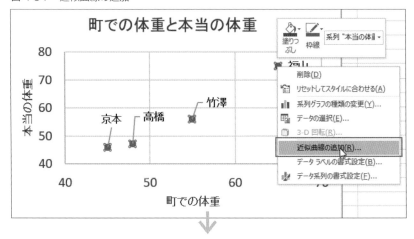

MEMO　回帰分析とは，2 つの変数に相関関係がある場合に，片方の数値からもう片方の数値を予測するための分析方法。ここでは，町での体重と本当の体重での回帰直線を描いてみます。

近似曲線にはいくつもの種類がありますが、統計の初心者は線形近似を用いるケースが多いでしょう。直線の式は、「$y=ax+b$」という式（回帰式）で表現されます。この場合、xを独立変数、yを従属変数とよび、bはy軸上の切片、aは傾きとよびます。回帰分析は、この独立変数から従属変数を、どの程度効率よく予測できるかを考えます。

図 4-55　近似曲線の種類を決める

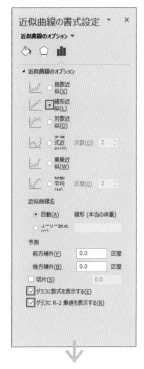

画面下側の「切片」にはチェックを入れないでください。チェックを入れるのは自分で切片の値を指定する場合です。

「グラフに数式を表示する」と「グラフに R-2 乗値を表示する」にはチェックを入れます。R-2 乗値（R^2）は決定係数ともよばれ、その平方根である R は相関係数とよばれます（**図 4-55**）。R が 1 に近いほど強い相関関係があります。本書では、決定係数や相関係数の詳細は扱わないので、統計の教科書などを参照してください。

4つのデータのみを用いた例ではありますが、グラフ上に回帰直線とその回帰式が表示されます。フォントサイズや位置を調整してグラフを仕上げます（**図 4-56**）。

図 4-56　回帰直線と直線回帰式の表示

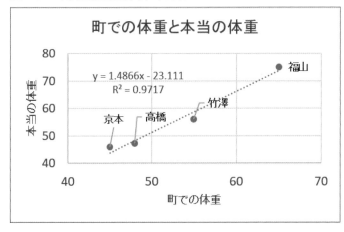

バブルプロットを作る

　町での体重と本当の体重の散布図を作成すると，同じ場所にいくつもデータが重なってわかりにくくなってしまいます。このような場合，バブルプロットを利用するとデータの関係が見やすくなります。

　最初に，「p73-Nurse.xlsx」（73頁参照）のデータから，町での体重と本当の体重の2列をコピーして別のシートに貼り付けます。このペアが何組あるかを見るのに，ピボットテーブルを使ってみると，問題が生じます（**図4-57**）。二次元の表上に，ペアごとの件数が表示されますが，これではデータの関係がよくわかりません。

図4-57　ピボットテーブルで生じた問題

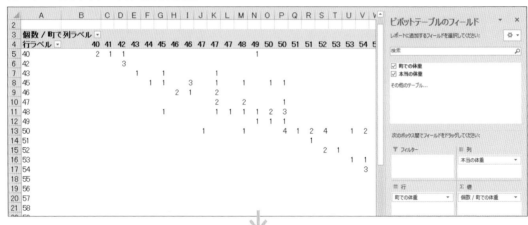

　ここで落ち着いて考えると，町での体重と本当の体重，つまりXとYのペアが何件あるかを計数すればよいのだから，まずペアにしてからピボットテーブルで集計すればよいことに気がつきます。では，その操作を解説しましょう。

　A列とB列に2種類の体重をペーストした後で，C列に，＆演算子を使って「町での体重」と「本当の体重」の2つの文字列を"@"記号を挟んで結合した変数（Key）を作ります。＆演算子は基本的には文字列を結合するのですが，数字も文字とみなして結合します。そうすると，あとで数字を2つの変数に分解できなくなるので，あとから認識しやすい"@"記号を間に挟んで変数を作ります（**図4-58**）。

図 4-58　2 つの変数と"@"記号を&演算子で結合

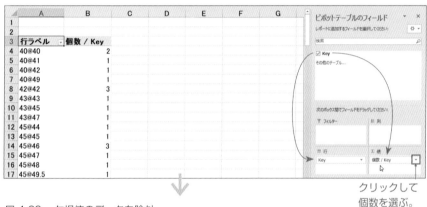

C 列の値を用いて，各変数が何件あるかをピボットテーブルで求めます。40@40 が 2件，40@41 が 1 件というように集計されました（**図 4-59**）。

図 4-59　結合した変数（Key）でピボットテーブルを作成

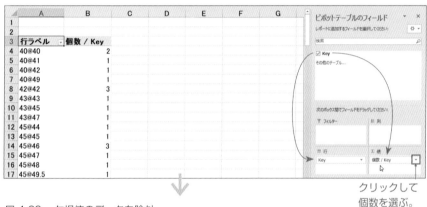

クリックして
個数を選ぶ。

図 4-60　欠損値のデータを除外

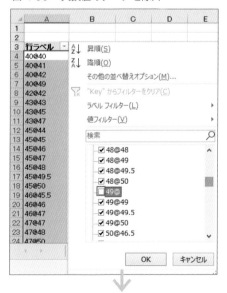

欠損値（@ のみで数字が存在しない）や入力ミスと思われる数値は除外します（**図 4-60**）。

次に，@ を手掛かりに前半と後半に分解します。一般的に一連の文字列から特定の文字の位置を探すにはFIND 関数を，何文字目から何文字目までを切り出すにはMID 関数を使います（67 頁参照）。しかし，Excel のフラッシュフィルの機能を使うと，文字列の分解は簡単にできます。

①フラッシュフィルの機能で文字列を分解する

最初にピボットテーブルの内容を Ctrl ＋ A などで選び，コピーします。異なる列，この場合はD 列に値のみペーストします（図 4-61）。

図 4-61　ピボットテーブルの内容をコピー，ペーストする

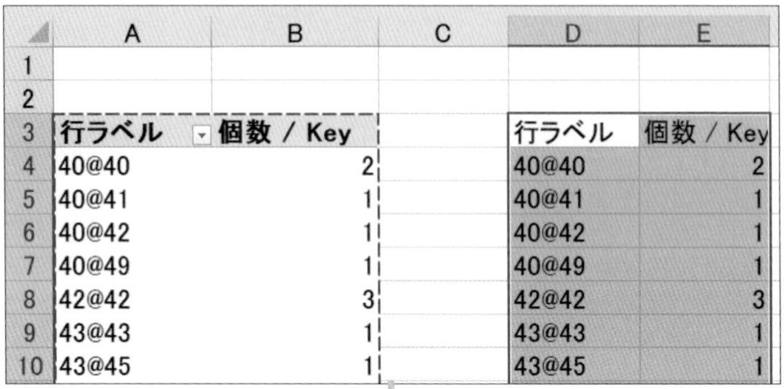

	A	B	C	D	E
1					
2					
3	行ラベル	個数 / Key		行ラベル	個数 / Key
4	40@40	2		40@40	2
5	40@41	1		40@41	1
6	40@42	1		40@42	1
7	40@49	1		40@49	1
8	42@42	3		42@42	3
9	43@43	1		43@43	1
10	43@45	1		43@45	1

分解後の値（町での体重，本当の体重）を入れられるように，D 列とE 列の間に2 列，列を挿入しておきます。挿入したE 列，F 列に，前もって，D 列の値を @ 記号の前後で二等分し，町での体重，本当の体重のデータとして値を打ち込んでおきます。その操作を3 ～ 4 行ほど繰り返します。

E7 をクリックし，データ→[データツール]→フラッシュフィルと選びます（図 4-62）。

図 4-62　町での体重をフラッシュフィルで設定

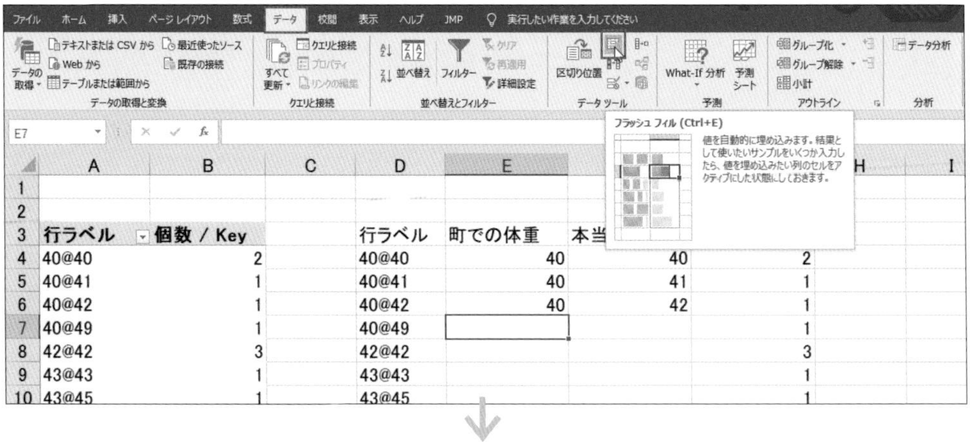

	A	B	C	D	E	F	G	H	I
1									
2									
3	行ラベル	個数 / Key		行ラベル	町での体重	本当			
4	40@40	2		40@40	40	40	2		
5	40@41	1		40@41	40	41	1		
6	40@42	1		40@42	40	42	1		
7	40@49	1		40@49			1		
8	42@42	3		42@42			3		
9	43@43	1		43@43			1		
10	43@45	1		43@45			1		

その結果，E 列に @ の前半分の文字列が配置されます（**図 4-63**）。

同様に F7 のセルをクリックし，フラッシュフィルを選びます。

図 4-63　本当の体重をフラッシュフィルで設定

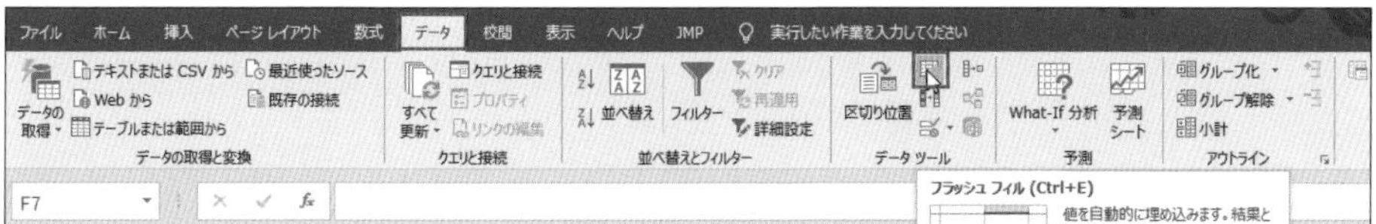

②バブルプロットの作成

上記の作業の結果，散布図に必要な X 座標，Y 座標の値が抽出されます（**図 4-64**）。

図 4-64　散布図に必要な X 座標，Y 座標の値が抽出される

E3:G86，つまり変数名から下の一連の数字部分，ただし最下端の「総計」を除いた部分までをドラッグします。そして，挿入→ [グラフ]→散布図→ 3D 効果付きバブル，を選び，バブルプロットを作成します（**図 4-65**）。

図4-65　E3:G86を使用して3D効果付きバブルプロットを作成

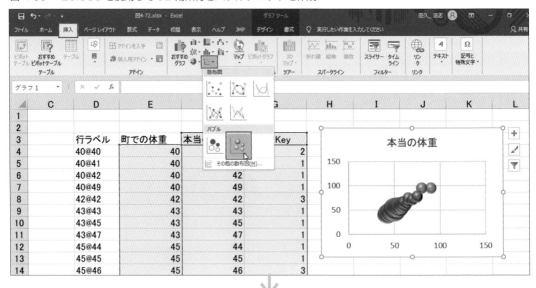

　グラフのX軸とY軸の範囲を調整します。この場合，X軸，Y軸とも35から105までにしました。プロット点をクリックして「データの系列の書式設定」で，サイズの表示に「バブルの幅」「バブルサイズの調整」に20を選びました（**図4-66**）。

図4-66　グラフの調整

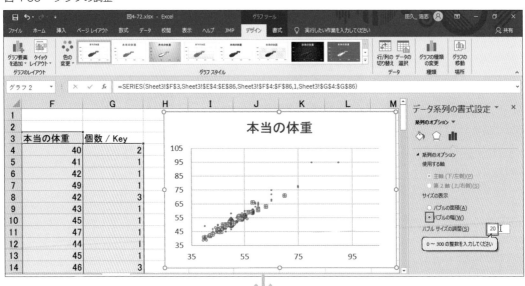

　たとえば，データの個数が多いもののバブルの色を変えるなど，バブルの一部の色を変えたいとき，一度全体のバブルを選んだあとで，個々のバブルを選び色を変える作業をします。

　しかし，多くのバブルが近接しているとバブルを選ぶ作業が煩雑です。そのときはフィルター機能を利用して目的とするデータのみプロットして，バブルの選択は1個ずつとい

う上記の作業を繰り返します。

まず，データの個数が，３と４のものをフィルター機能で抽出します（**図4-67**）。

図4-67　フィルターでデータの個数が３と４のものを選ぶ

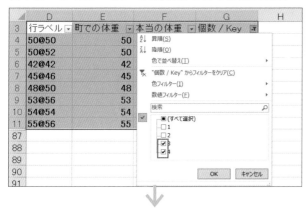

図4-68　１つのバブルをクリックして全体が選ばれた状態

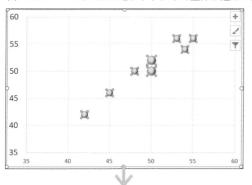

フィルターで抽出されたバブルの色を変えます。しかし，バブルを１か所選択して，**図4-68**のようにすべてのバブルの周囲に小さな丸がつく場合は，すべてのバブルが選択されています。この状態のときに１か所のバブルの色を変えるとすべてのバブルの色が変わってしまいます。

特定のバブルの色を変えるときは，必ず，１つのバブルのみが選ばれているのを確認してからバブルの色を変えます（**図4-69**）。

図4-69　１つのバブルのみ選択して色を変える

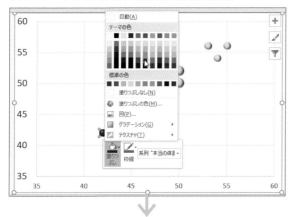

データの個数が3個と4個のバブルの色を変えた結果は、以下のようになります（図4-70）。

図 4-70　一部の色を変えたバブルプロット

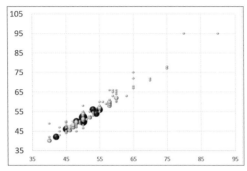

MEMO　バブルプロットが多くて重なったり、大きさが似ていて比較困難な場合もあります。そのようなときは、大きさや色を変えて見やすくする工夫が必要です。

<h1>7　複合グラフを作る</h1>

棒グラフと折れ線グラフを組み合わせた複合グラフを作成してみましょう。難しそうですが、案外簡単に作れます。ここでは、「p73-Nurse.xlsx」（73頁参照）のデータから体重分布を棒グラフで、その累積パーセントを折れ線グラフで示す複合グラフを作ります。

累積度数と累積パーセントの作成

「5.折れ線グラフを作る」中の体重の階級値と件数のデータ（132頁、図4-43参照）を使います。図4-71では、体重の階級値をP列に、件数をQ列に配置してあります。

R列の累積とは累積度数の意味で、そこまでの度数の合計の意味です。まずR2をQ2とし、以降は列の1つ上のセルの値にQ列の人数を足して作ります。

S列は累積パーセントで、R14のセルにある全体の合計値を使って、各体重の累積度数が全体の何パーセントにあたるかを求めます。R14を絶対参照の $R$14 の形式で用いているのに注意してください。

R14（全体の件数）
の絶対参照

図 4-71　累積度数と累積パーセントの求め方

	J	K	L	M	N	O	P	Q	R	S
1	本当の体重			下限	上限			件数	累積	累積%
2	56	35		>=32.5	<37.5		35	0	=Q2　0	=R2/$R$14
3	47.2	40		>=37.5	<42.5		40	8	=R2+Q3　8	0.0421
4	46	45		>=42.5	<47.5		45	39	=R3+Q4　47	0.2474
5	75	50		>=47.5	<52.5		50	58	105	0.5526
6	49	55		>=52.5	<57.5		55	39	144	0.7579
7	63	60		>=57.5	<62.5		60	24	168	0.8842
8	47	65		>=62.5	<67.5		65	12	180	0.9474
9	47	70		>=67.5	<72.5		70	4	184	0.9684
10		75		>=72.5	<77.5		75	2	186	0.9789
11	45.5	80		>=77.5	<82.5		80	2	188	0.9895
12	47	85		>=82.5	<87.5		85	0	188	0.9895
13	55	90		>=87.5	<92.5		90	0	188	0.9895
14	50	95		>=92.5	<97.5		95	2	190	1.0000
15	52									

　一度 R14 をクリックしたあとで [F4] を 1 回押せば，その参照形式は絶対参照に変わります。

　複合グラフを作るため，35kg から 95kg までの体重の階級値，累積パーセントのデータを選択します。

　選択したデータを使って棒グラフと折れ線グラフを組み合わせた複合グラフを作成します。挿入→[グラフ] の右下の小さな矢印をクリックし，すべてのグラフの中の「組み合わせ」を選びます。系列名の件数に「集合縦棒」を，累積％に「折れ線」を割り当てます。そのときに，累積％の右側の第 2 軸にチェックを入れます（図 4-72）。

図 4-72　人数と累積パーセントを選択し，複合グラフを作成

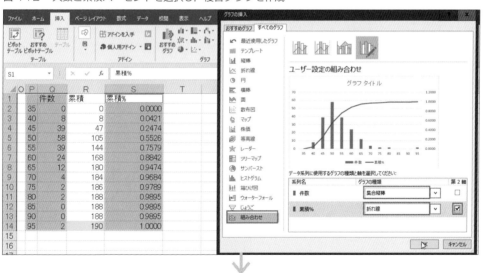

　その結果，複合グラフができあがります（図 4-73）。

図4-73 できあがった複合グラフ

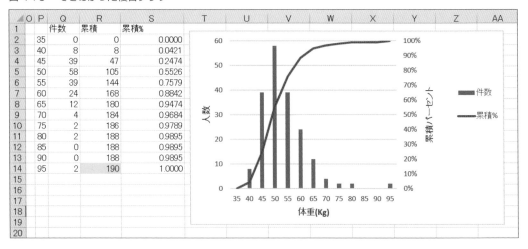

8 箱ひげ図を作る

　箱ひげ図は，データの分布の概要を知るには便利なグラフです。箱ひげ図でどのような値を箱に使うかは場合によって異なりますが，最小値，第一四分位点（25パーセンタイルに位置する点），中央値，平均値，第三四分位点（75パーセンタイルに位置する点），最大値を用いて作るケースが多いようです。ここでは Excel の「箱ひげ図」の機能を用いてグラフを作ります。

データの準備

　「p73-Nurse.xlsx」のデータから，血液型別に身長の値をフィルター機能で抜き出して図4-74 のように G 列から J 列にかけて貼り付けます。

図4-74 血液型別に身長を貼り付ける

	A	B	C	D	E	F	G	H	I	J
1	ID	名前	年齢	血液	身長		A	AB	B	O
3	2	高橋	49	O	156		170	157	152	152
6	5	伊藤	39	O	152		156	180	160	159.5
9	8	前原	26	O	152		175.5	150	163	153
10	9	奥野	27	O	163		162	150	155	160
11	10	小田	28	O	159.5		144.5	157	190	153
12	11	成毛	44	O	150		162	160	177	159
14	13	前田	48	O	152		156	160	157	158
20	19	中田	33	O	153		158	158	154	150
29	28	平田	27	O	160		160		151	162
31	30	金井	43	O	153		161		150	158
34	33	津崎	28	O	159		163		158	159

箱ひげ図の作成

　フィルター機能を解除した後に，データの存在する範囲，この場合はG1:J66をドラッグします。

　挿入→[グラフ]→すべてのグラフ→箱ひげ図，と選びます（**図4-75**）。

図4-75　箱ひげ図を作成する

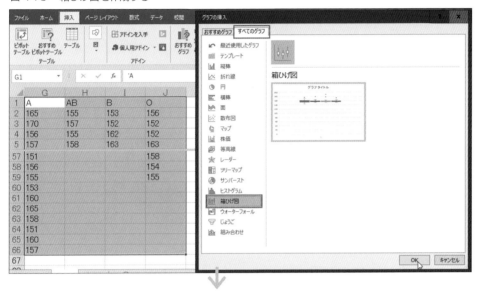

　図をクリックし，グラフツール→デザイン→[グラフのレイアウト]→グラフ要素を追加→凡例→下，と選びます（**図4-76**）。

図4-76　凡例を下に設定

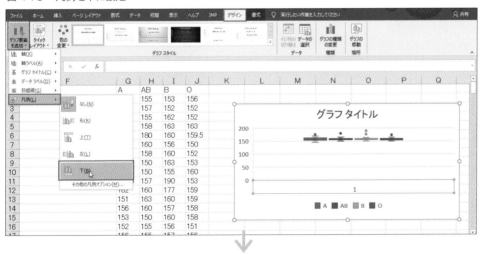

X軸のラベルを消去し，Y軸の最小値を140，最大値を200として箱ひげ図を仕上げます（**図4-77**）。

図4-77　完成した箱ひげ図

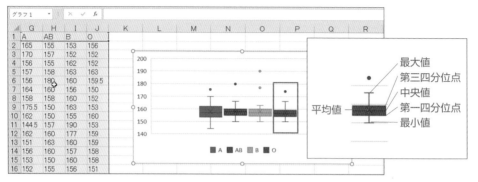

9　生存時間分析のグラフを作る

複雑に見える生存関数のグラフも Excel で記述できます。

生存期間の分析をするには，よくカプランマイヤー法が使われます。これは介入とアウトカムの臨床研究など，医療統計ではよく使われる手法なので，専門書で調べてみてください。カプランマイヤー法による生存時間の検定は，ログランク検定や一般化ウィルコクソン検定で行います。

ここでは，経過時間と状態からカプランマイヤー曲線を作る方法を解説します。

データの準備

最初に，**図4-78**のようなデータ「p148-カプラン.xlsx」を https://www.igaku-shoin.co.jp/prd/04079/ よりダウンロードします。

図4-78　例題用データ

	A	B	C
1	ID	経過期間	状態
2	1	1	1:死亡
3	2	2	1:死亡
4	3	2	2:打ち切り
5	4	3	1:死亡
6	5	4	2:打ち切り
7	6	5	1:死亡
8	7	5	2:打ち切り
9	8	6	1:死亡
10	9	6	1:死亡
11	10	6	2:打ち切り
12	11	6	2:打ち切り
13	12	7	1:死亡
14	13	7	2:打ち切り
15			

C列にある「打ち切り」とは，生存時間がある期間までは判明しているが，それ以上の細かな生存時間はわからない状態です。ある時点で故障が生じたか，稼働していたか，あるいは，ある時点で死亡が判明したか，そうではなく生存していたか，などの状態も同じように扱えます。

ピボットテーブルの機能を用いて，経過期間別の死亡と打ち切りの件数を求めます（図 4-79）。

図 4-79　ピボットテーブルによる死亡と打ち切りの集計

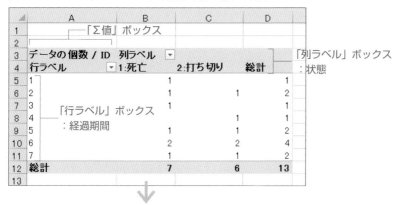

生存関数を集計表から計算します。生存関数を求めるために，最初に各期間での数値を次のように定義し，**表 4-2** に示す式で計算します。

死亡者数 $= d_i$　　打ち切り者数 $= c_i$　　生存者数 $= n_i$

死亡率 $= p_i$　　生存率 $= q_i$　　累積生存率 $= s_i$

表 4-2　生存関数を求めるのに必要な数値

生存者数	1 つ前の期間の生存者数から，（死亡者数＋打ち切り者数）を引く	$n_i = n_{(i-1)} - (d_i + c_i)$
死亡率	死亡者数を生存者数で割る	$p_i = d_i / n_i$
生存率	1 から死亡率を引く	$q_i = 1 - p_i$
累積生存率	最初の累積生存率を 1 と設定し，その後，1 つ前の期間の累積生存率に，その期間での生存率を掛ける	$s_i = s_{(i-1)} \times q_i$

次の例では最初の期間を 0 と設定し，そのときの死亡と打ち切りを 0，生存数を 13 として計算を始めています（**図 4-80**）。

図 4-80　累積生存率の計算

	A	B	C	D	E	F	G	H
1								
2								
3	データの個数列ラベル▼							
4	行ラベル▼	1:死亡	2:打ち切り	総計				
5	1	1		1				
6	2		1	2				
7	3	1		1				
8	4		1	1				
9	5	1	1	2				
10	6	2	2	4				
11	7	1	1	2				
12	総計	7	6	13				
13								
14	経過時間	1:死亡 d_i	2:打ち切り c_i	総計 d_i+c_i	生存数 n_i	死亡率 p_i	生存率 q_i	累積生存率 s_i
15	0	0	0	0	13			1
16	1	1		1	13	0.077	0.923	0.923
17	2	1	1	2	12	0.083	0.917	0.846
18	3	1		1	10	0.1	0.9	0.762
19	4		1	1	9	0	1	0.762
20	5	1	1	2	8	0.125	0.875	0.666
21	6	2	2	4	6	0.333	0.667	0.444
22	7	1	1	2	2	0.5	0.5	0.222

　累積生存率は，経過時間が 1 〜 2 で 0.923，2 〜 3 で 0.846，3 〜 4 で 0.762，4 〜 5 では同じく 0.762 となっています。これをグラフに表すには，少し工夫が必要になります。

　同じデータを左右 2 つ用意します。左側の経過時間は 1 〜 7 ですが，右側は経過時間を 1 つずらします。そして Key という番号を左側は 1 で，右側は 2 で振っておきます（図 4-81）。

図 4-81　データを 2 つ用意

	A	B	C	D	E	F	G
1							
2							
3	経過時間	Key	累積生存率s_i		経過時間	Key	累積生存率s_i
4	0	1	1		1	2	1
5	1	1	0.923		2	2	0.923
6	2	1	0.846		3	2	0.846
7	3	1	0.762		4	2	0.762
8	4	1	0.762		5	2	0.762
9	5	1	0.666		6	2	0.666
10	6	1	0.444		7	2	0.444
11	7	1	0.222		8	2	0.222
12							

図4-81 のデータを縦方向に重ねます（図4-82）。

図4-82　データを縦方向に重ねる

	A	B	C
1			
2			
3	経過時間	Key	累積生存率si
4	0	1	1
5	1	1	0.923
6	2	1	0.846
7	3	1	0.762
8	4	1	0.762
9	5	1	0.666
10	6	1	0.444
11	7	1	0.222
12	1	2	1
13	2	2	0.923
14	3	2	0.846
15	4	2	0.762
16	5	2	0.762
17	6	2	0.666
18	7	2	0.444
19	8	2	0.222
20			

データを，経過時間の小さい順，かつ，Key の大きい順で並べ替えます（図4-83）。

図4-83　並べ替えの条件設定

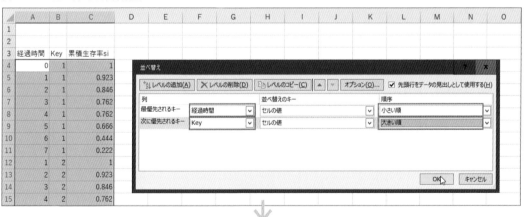

経過時間の0の行を削除すると，その結果は図4-84 のようになります。

図 4-84　並べ替えた累積生存率

経過時間	Key	累積生存率si
1	1	0.923
2	2	0.923
2	1	0.846
3	2	0.846
3	1	0.762
4	2	0.762
4	1	0.762
5	2	0.762
5	1	0.666
6	2	0.666
6	1	0.444
7	2	0.444
7	1	0.222
8	2	0.222

散布図を作る

　図 4-84 の経過時間と累積生存率（A 列と C 列の数字部分）で散布図を作ると，生存関数のグラフになります（**図 4-85**）。

図 4-85　生存関数曲線

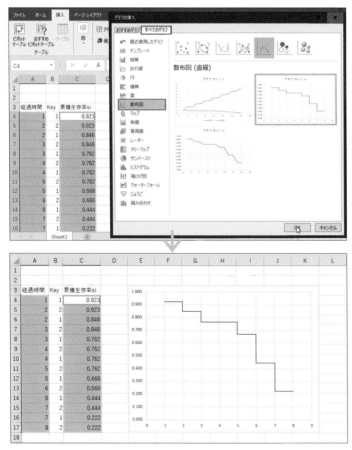

図 4-86　打ち切りのマーク設定

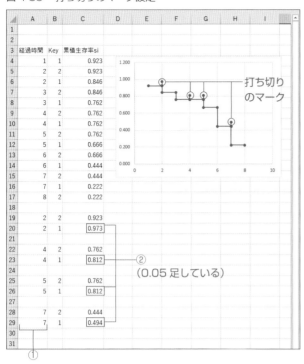

散布図を作る際，データを1行空けるとそこで線の描画は中断されるので，その性質を利用してマーカーを描画します。そのため，打ち切り時点にマークを入れたい場合は，打ち切りの時間をX軸（図中の①）に，そのときのY軸の値に小さな一定値を足したもの（②）を新規マーカーとして設定し，散布図を作ります（**図4-86**）。

10 オッズ比のグラフを作る

オッズ比とその信頼区間を示すグラフを作成します。縦方向に信頼区間を描画するグラフとともに，横方向に信頼区間を描画する方法を解説します。

データの準備

最初に，**図4-87**のようなデータを準備します。これは，病院前心肺停止患者の1か月後の生存を示す仮のデータです。性別，目撃，バイスタンダーCPR（救急現場に居合わせた人［＝バイスタンダー］による心肺蘇生，**図4-87**以降の図ではBCPRと略します）によってオッズ比がどのように変わるかを示しています。

この表にはオッズ比（odds ratio：OR）と95%信頼区間（confidence interval：CI）が記載されています。これらの値の求め方は統計の成書をご覧ください。

図4-87のO.R.の意味は，男性は女性に比較して1.67倍，目撃ありの場合は目撃なしに比較して3.49倍，バイスタンダーCPRありの場合はない場合に比較して1.05倍生存率が高くなるということです。95％信頼区間（95%CI）は，同じような条件でオッズ比を取り直しても100回中95回はその範囲に収まるという意味です。ですので，その95%信頼区間の範囲が常に1以上であれば有意に生存する割合は1より大きく，95%信頼区間が1より小さければ有意に生存する割合は小さいという意味になります。

図 4-87　解析対象とするデータ

	B	C	D	E	F	G	H
1							
2			O.R.	95%C.I.			
3		男性	1.67	1.42	–	1.91	
4		目撃あり	3.49	3.30	–	3.66	
5		BCPRあり	1.05	1.01	–	1.09	
6							

データの順番を変えて，ラベルの次に信頼区間の上側 95%（upper 95%）の値，オッズ比，下側 95%（lower 95%）の値を配置します（**図 4-88**）。

図 4-88　データの配置を変える

	B	C	D	E	F	G
1						
2			U95	O.R.	L95	
3		男性	1.91	1.67	1.42	
4		目撃あり	3.66	3.49	3.30	
5		BCPRあり	1.09	1.05	1.01	
6						

小数点以下の桁数は統一しておくとよいでしょう。この例では小数点以下第 2 位で揃えました。

縦方向に信頼区間を描画する

このデータを対象に折れ線グラフを描画します。プロットする C2:F5 の範囲をドラッグして，挿入→ [グラフ] →折れ線→ 2-D 折れ線→折れ線，と選びます。その後，デザイン→ [データ] →行 / 列の切り替えと選びます。この操作により「マーカーなしのオッズ比のグラフ」が作成できます（**図 4-89**）。なお，マーカー付きのグラフにしたいときは，挿入→ [グラフ] →折れ線→ 2-D 折れ線→マーカー付き折れ線と選びます。

図 4-89　折れ線グラフの描画

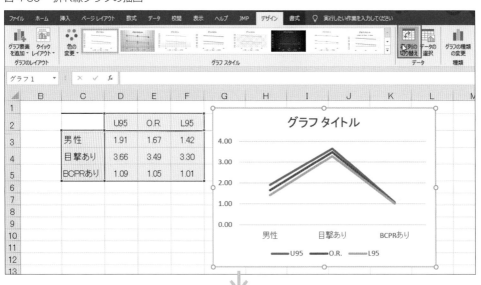

作成した折れ線グラフを対象に，グラフツール→デザイン→[グラフのレイアウト]→クイックレイアウト，と選びます。

レイアウトとして，「レイアウト5」のグラフの下に数表が付いているものを選びます（**図4-90**）。

図4-90　グラフの下に数表の付いているレイアウトとする

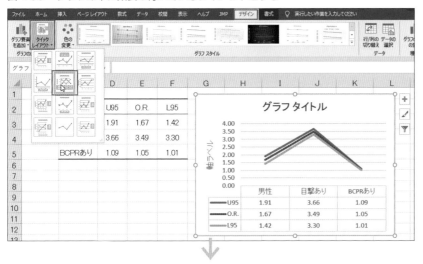

グラフ要素を追加→線→高低線，と選び，上下の高低線を引きます（**図4-91**）。

図4-91　高低線の設定

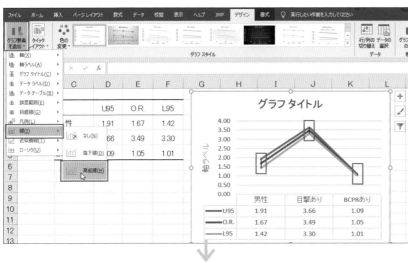

図 4-92 　線の色をなしにする

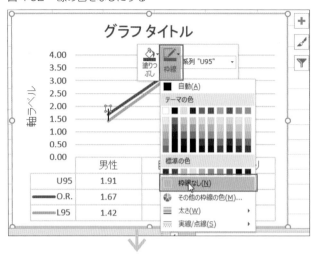

グラフのマーカーにカーソルを
合わせ右クリックし，枠線→枠線
なし，と選びます（図4-92）。

これで折れ線グラフの色がなく
なります。

垂直軸をクリックし，軸の書式設定→軸のオプション→対数目盛を表示する，を選び基
数を2に設定します（図4-93）。その結果，対数目盛のオッズ比のグラフが作成されま
す。この例では基数を2にしましたが，10のほうが見やすい場合もあります。

図 4-93 　垂直軸の調整

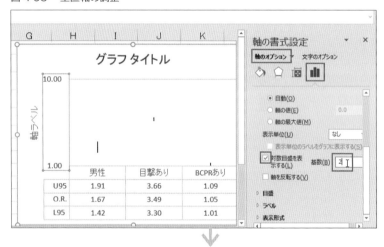

図 4-94 　マーカーの指定

上下のマーカーの指定

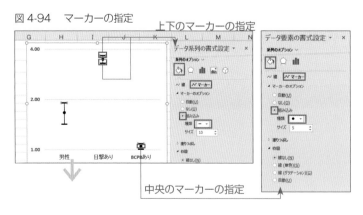

上側と下側のマーカーを
－，中心のオッズ比のマー
カーに●を指定し，大きさ
を適宜調整します（図
4-94）。

中央のマーカーの指定

完成したグラフと，オッズ比と信頼区間のグラフ描画に用いた設定を**図4-95**に示します。

図4-95　オッズ比信頼区間のグラフ，グラフ描画に用いた設定

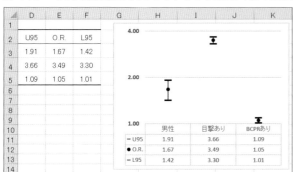

グラフ描画に用いた設定
・折れ線
・Y軸は2を底とする対数
・高低線を描画
・グラフの折れ線は「枠線なし」で除去
・上下マーカー　横線
・マーカーの色は黒
・中央マーカー　●
・マーカーの大きさ、線の太さは適宜調節

横方向に信頼区間を描画する

横方向に信頼区間を描画する方法を説明します。

ここでは，図4-95で作成したグラフを使用します。まず，Y軸をクリックします。軸のオプション→配置→文字列の方向→左へ90度回転，と選びます。X軸も同様に設定します（**図4-96**）。

図4-96　軸ラベルの向きを90度左回転

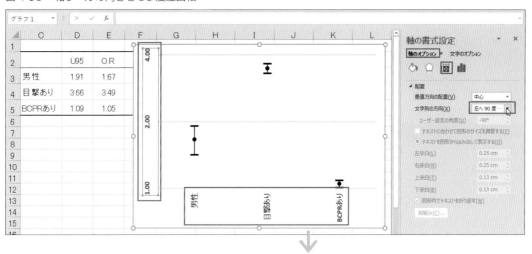

ホーム→［配置］→方向→左へ90度回転，を選びます。

図 4-97　グラフを 90 度右回転

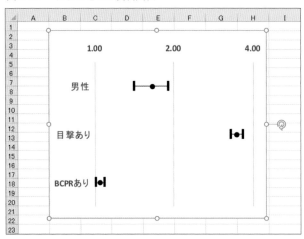

次に，グラフ部分をコピーして，Excel の別シートや，Word，PowerPoint に拡張メタファイル形式で貼り付けたあと，90 度右回転させます。そうすると，信頼区間を水平方向に描画したグラフが完成します（図 4-97）。

同じ形式のグラフを作る

信頼区間を再設定して同じ形式のグラフを作る場合，すべての工程を繰り返すのは大変です。そこで，簡単に同じ形式のグラフを作る方法を解説します。

図 4-98　修正データの設定

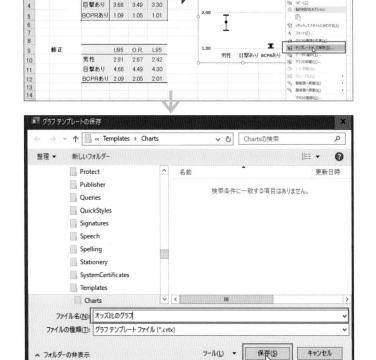

図 4-88 のデータに 1 を加えて修正したデータを作成します。

グラフを右クリックし，「オッズ比のグラフ」という名前のテンプレートとして保存します（図 4-98）。

修正したデータの範囲を選択して，折れ線グラフを作成します（**図4-99**）。

図 4-99　折れ線グラフの設定

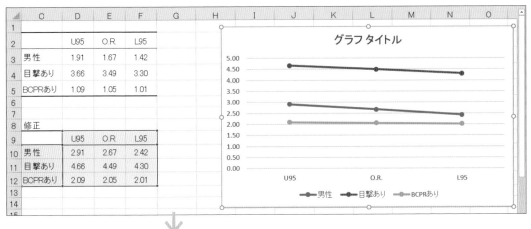

作成したグラフを右クリックして，グラフの種類の変更→すべてのグラフ→テンプレート，と選びます。そこで，すでに保存してあるマイテンプレートの中より「オッズ比のグラフ」を選びます（**図4-100**）。

図 4-100　保存してあるテンプレートを応用する

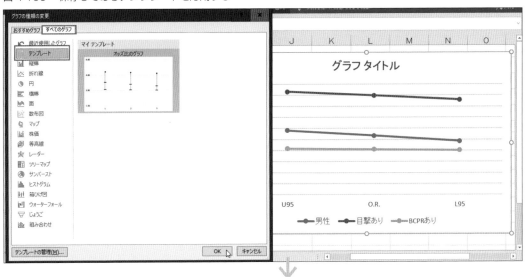

その後，デザイン→［データ］→行列の入れ替えと選び，オッズ比のグラフを仕上げます（**図4-101**）。

図 4-101　完成したオッズ比のグラフ

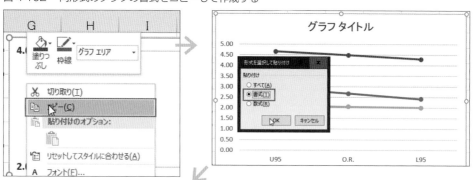

	C	D	E	F
1				
2		U95	O.R.	L95
3	男性	1.91	1.67	1.42
4	目撃あり	3.66	3.49	3.30
5	BCPRあり	1.09	1.05	1.01
6				
7				
8	修正			
9		U95	O.R.	L95
10	男性	2.91	2.67	2.42
11	目撃あり	4.66	4.49	4.30
12	BCPRあり	2.09	2.05	2.01
13				
14				
15				

なお，お手本となるグラフをコピーして，ホーム→[クリップボード]→貼り付け→形式を選択して貼り付け→書式，と操作すると，お手本のグラフと同じ形式のグラフが作成できます（**図4-102**）。

図 4-102　同形式のグラフの書式をコピーして作成する

複雑なグラフを作成する場合は操作が煩雑ですが，このようにお手本となるグラフの書式を利用すれば，同じ形式のグラフが手早く作れます。

このように信頼区間のグラフも Excel で十分できます。信頼区間を結ぶ直線を変えて前向き研究や後ろ向き研究の違いを表したり，中央のオッズ比を示すマーカーを使い分けて，ランダム化比較対照試験（randomized controlled trial：RCT）研究や非 RCT 研究などと実験の違いを表示するのもよいでしょう。

検定してみよう

Excel で集計して表やグラフを作ると
次に待っているのは検定の話です。
本書はデータ加工やグラフ作成を主に解説しているので
検定については詳しい説明を行いません。
しかし，統計ソフトを使わなくても，Excel 関数や分析ツールを
使って次のような検定は可能です。

- 対応のない t 検定，対応のある t 検定
- 分散分析，カイ 2 乗（χ^2）検定

この Step 5 では，これらの検定手法の扱い方を解説します。

1 検定とは

多くのデータ（母集団）から一部（標本）を取り出すには多くの選択肢があるので，着目する変数の平均や頻度などの統計量は毎回異なります。簡単に言うと，標本を取り出すごとに異なる統計量が「偶然の範囲以上に異なるか否か」，つまり偶然とは思えないほどまれな状態を定量的に判断するのが検定です。

2つの標本の平均値が同じかどうかをみるのが「t検定」，頻度が同じ程度かどうかをみるのが「カイ2乗（χ^2）検定」になります。

2 対応のない t 検定

対象となるデータの種類

対応のない t 検定とは，2つの標本が異なる2群である場合，その平均値に有意差があるかないかを検討するものです。ここでは，「p73-Nurse.xlsx」（73頁参照）の血液型別身長を元に解析をします。

解析の方法

t 検定は，T.TEST 関数を使って検定をします。

書式：T.TEST(配列 1, 配列 2, 尾部 , 検定の種類)

T.TEST 関数の書式には，次の引数があります。
- ・配列 1：必ず指定します。対象となる一方のデータ。
- ・配列 2：必ず指定します。対象となるもう一方のデータ。
- ・尾部：必ず指定します。片側分布を計算するか，両側分布を計算するかを，数値で指定します。尾部に 1 を指定すると片側分布の値が計算されます。尾部に 2 を指定すると両側分布の値が計算されます。
- ・検定の種類：必ず指定します。実行する t 検定の種類を数値で指定します。

検定の種類	はたらき
1	対をなすデータの t 検定
2	等分散の 2 標本を対象とする t 検定
3	非等分散の 2 標本を対象とする t 検定

(Excel 2019 のヘルプより)

尾部は，一般的に医学統計の場合，2 の両側分布を指定します。

検定の種類の 1 は対応のある t 検定，2 は等分散の 2 標本を対象とする検定です。3 は非等分散の 2 標本ですが，これは 2 群の分散が極端に異なるケースです。

通常，「対応がある」とは同じ群に繰り返して測定をした場合です。「対応がない」と

は，異なる群に測定をした場合です。

　詳細は統計の専門書をみていただくとして，t 検定は，2 つの標本の分散が等しい場合に使用できる検定です。ここでは，等分散していると仮定して，対応のない t 検定の方法を示します。

　なお，検定に際しては，まず，データに入力ミスがないか，異常値が混入していないかを確認することが大切です。データをチェックしても等分散が仮定できない場合は，ウェルチ（Welch）の検定を使います。これは 2 群の共通の分散を少し複雑な式を使って求める方法です。

　「p73-Nurse.xlsx」において，A 型と B 型の身長の違いについて対応のない t 検定を行います。

　最初に 2 群の範囲を設定し，尾部＝ 2，検定の種類＝ 2 を選びます（＝ T.TEST（B7：B71,C7:C33,2,2））。この処理により，確率の値（p 値）が自動的に表示されます（図 5-1）。

図 5-1　対応のない t 検定

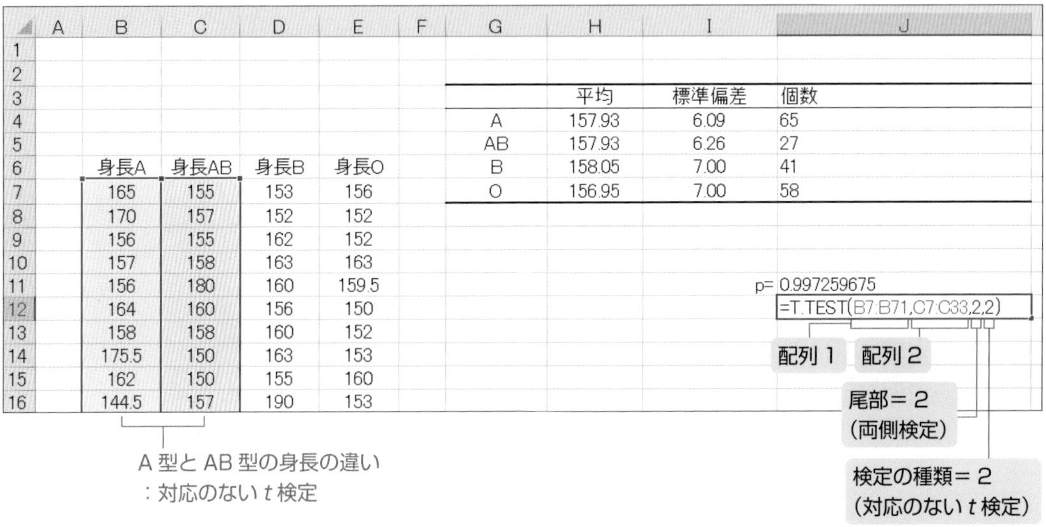

3 　対応のある t 検定

　対応のある t 検定には，「p73-Nurse.xlsx」の町での体重と本当の体重のデータをそのまま使います。このように，同じ対象に 2 回データをとった場合（2 つの標本に対応がある），対応のある t 検定を行います。

　町での体重と本当の体重は同数存在するので，その範囲を指定し，T.TEST 関数で尾部＝ 2，検定の種類＝ 1 を指定します（図 5-2）。

図 5-2　対応のある t 検定

	J	K	L	M	N	O	P	Q	R
1	町での体重	本当の体重	今の体重は	理想の体重	性格				
2	55	56	2	50	1				
3	48	47.2	4	49	1			平均	標準偏差
4	45	46	3	43	2		町での体重	51.66	7.52
5	65	75	1	60	2		本当の体重	53.18	9.36
6	49	49	1	43	2				
7	63	63	2	61	1				
8	43	47	2	45	1		p=	2.84232E-07	
9	46	47	3	45	1			=T.TEST(J2:J194,K2:K194,2,1)	
10	49		2	47					
11	46	45.5	4	48	1				
12	45	47	3		1				
13	50	55	1	47					

町での体重と本当の体重の違い
：対応のある t 検定

配列 1　配列 2

尾部＝ 2
（両側検定）

検定の種類＝ 1
（対応のある t 検定）

　　ここで，データが正しく入力されているか否か疑問が出てくるので，最小値（MIN 関数），最大値（MAX 関数），空白セル（COUNTBLANK 関数）を求めます。その結果，最小値に 4 が，空白セルが 3 か所存在するのがわかりました。ここではそれらを強調するため黄色でセルに色を付けました（**図 5-3**）。

図 5-3　対象範囲の最小値と最大値，空白セル

	J	K	L	M	N	O	P	Q	R	S	T	U
1	町での体重	本当の体重	今の体重は	理想の体重	性格							
2	55	56	2	50	1			Average	STDEV.S	MIN	MAX	COUNTBLANK
3	48	47.2	4	49	1			平均	標準偏差	最小	最大	空白セル
4	45	46	3	43	2		町での体重	51.66	7.52	40	90	1
5	65	75	1	60	2		本当の体重	53.18	9.36	4	95	2
6	49	49	1	43	2							
7	63	63	2	61	1							
8	43	47	2	45	1		p=	2.84232E-07				
9	46	47	3	45	1							
10	49		2	47								

　　最小値の 4 と，3 か所の空白セルをフィルターの機能で抽出し，行ごと削除します。その結果，190 件のデータとなりました。

　　最小値と最大値をみると，4 ではなく 40 となっています（**図 5-4**）。

図 5-4　最小値と最大値の確認

	J	K	L	M	N	O	P	Q	R	S	T	U
1	町での体重	本当の体重	今の体重は	理想の体重	性格							
2	55	56	2	50	1			Average	STDEV.S	MIN	MAX	COUNTBLANK
3	48	47.2	4	49	1			平均	標準偏差	最小	最大	空白セル
4	45	46	3	43	2		町での体重	51.70	7.59	40	90	0
5	65	75	1	60	2		本当の体重	53.41	8.72	40	95	0
6	49	49	1	43	2							
7	63	63	2	61	1							
188	45	47	2	45	1							
189	48	49	2	48	1							
190	57	61	1	50	1							
191	53	56	2	50	1							
192												

再度，対応のある t 検定を実行します。対応のある t 検定の結果，$p=5.4739\text{E-}19$ という非常に小さな値になりました（**図 5-5**）。

図 5-5　再度，検定を実行

	J	K	L	M	N	O	P	Q	R	S	T	U
1	町での体重	本当の体重	今の体重は	理想の体重	性格							
2	90	95	2	85	2							
3	80	95	1	80	2			平均	標準偏差	最小	最大	空白セル
4	78	78	2	70	1		町での体重	51.71	7.54	40	90	0
5	75	78	1	60	1		本当の体重	53.44	8.67	40	95	0
6	75	77	2	70	2							
7	65	75	1	60	2							
8	70	72	1	54	1		p=	5.47397E-19				
9	65	72	2	68	2							
10	70	71	2	65	1							

4 分散分析

　2 群の平均値に有意差があるかを検定するときは，前述の t 検定を行いますが，2 群以上の平均値を比較する場合は，分散分析を行います。詳細は統計の専門書を見ていただくとして，ここでは Excel の「データ分析ツール」を用いて分散分析をする方法を解説します。

　分析ツールにアクセスするには，データ→［分析］→データ分析，を選択します。データ分析コマンドが表示されない場合は，次のように分析ツール アドイン プログラムを読み込む必要があります。
　①ファイル→オプション→「アドイン」カテゴリをクリック
　②管理ボックス一覧の「Excel アドイン」→設定をクリック
　③有効なアドイン一覧の「分析ツール」チェックボックスをオンにし，OK をクリック
　※有効なアドイン一覧に「分析ツール」が表示されない場合は，「参照」をクリックして
　　アドインファイルを検索します。
　「分析ツールが現在コンピュータにインストールされていない」というメッセージが表示されたら，「はい」をクリックして分析ツールをインストールします。

（Excel 2019 のヘルプを元に改変）

　データは，**図 5-1**（163 頁）で使用した血液型別身長を用います。
　データ→［分析］→データ分析，と進み，「分散分析：一元配置」を選びます（**図 5-6**）。

図 5-6　分散分析の開始

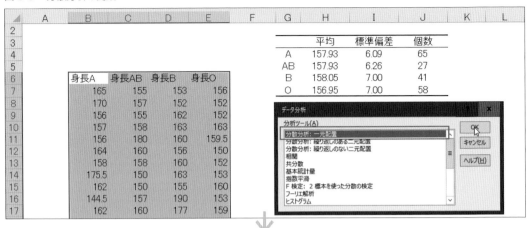

入力範囲を選び，「先頭行をラベルとして使用」にチェックを入れ，「OK」を押します
（図 5-7）。

図 5-7　分析範囲の設定

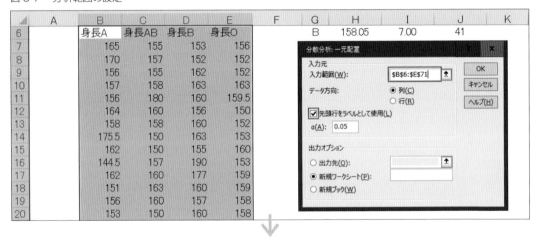

　一元配置の分散分析が行われ，結果が別のシートに貼り付けられます。

　結果は，$p=0.75$ 程度と有意ではありません（図 5-8）。これは，4 種類の平均値が等し
いという帰無仮説[注1] を棄却できないことを意味しています。なお，有意差がないからと
いって，等しいとはいえません。このような場合は単に，「棄却できない」という表現に
なります。

　もし有意差があった場合は，4 種類の平均値が等しいとはいえず，最少 1 組の平均値が
異なります。その場合，どのデータ間に有意差があるのかが問題となります。この種の問
題は多重比較とよばれ，t 検定を複数回繰り返してはいけません。なぜなら，4 種類から
2 種類を取り出す組み合わせは 6 種類となり，偶然でも有意差が出る確率が高くなってし
まうからです。

注1）帰無仮説とは，ある仮説が正しいかを判断するために立てられる仮説。検定の場合，平均値が等しい，頻度が等しいといった仮説を立て，これが否定されるか否かを検討する。

図5-8　分散分析の結果

▲	A	B	C	D	E	F	G	H
1	分散分析: 一元配置							
2								
3	概要							
4	グループ	データの個数	合計	平均	分散			
5	身長A	65	10265.5	157.9307692	37.14747596			
6	身長AB	27	4264	157.9259259	39.14814815			
7	身長B	41	6480	158.0487805	48.94756098			
8	身長O	58	9103	156.9482759	20.12885662			
9								
10								
11	分散分析表							
12	変動要因	変動	自由度	分散	測された分散	P-値	F 境界値	
13	グループ間	42.25037811	3	14.08345937	0.405136786	0.749478956	2.652903731	
14	グループ内	6500.53758	187	34.76223305				
15								
16	合計	6542.787958	190					
17								

多重比較の問題を補正する方法として，初心者には，有意水準（a）を比較する2つの群を取り出す組み合わせ数（検定を繰り返した回数）で割るボンフェロニ（Bonferroni）法が扱いやすいでしょう。取り扱う際の注意事項については，統計の専門書を参照してください。

5 カイ2乗（χ^2）検定

カイ2乗（χ^2）検定は，実測した度数（実測値）と期待度数（期待値）の違いを検定するものです。自分でデータを手入力してもよいのですが，ここではピボットテーブルを使用して，「p73-Nurse.xlsx」（73頁参照）のデータで出身と性格の集計表を作ります（**図5-9**）。

図5-9　集計表の作成

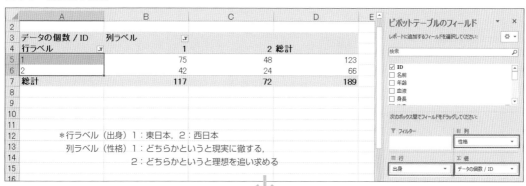

ピボットテーブルの内部をクリック後, Ctrl + A でテーブル全体を選択します。次に, テーブルの値（値のみ）を別シートに貼り付け, これを実測値として扱います。

図 5-10　期待値の計算

◢	A	B	C	D	E
3	実測値				
4		出身	性格		総計
5			1	2	
6		1	75	48	123
7		2	42	24	66
8		総計	117	72	189
9					
10					
11	期待値				
12		出身	性格		総計
13			1	2	
14		1	=E6*C8/E8	=E6*D8/E8	123
15		2	=E7*C8/E8	=E7*D8/E8	66
16		総計	117	72	189
17					

横の合計　縦の合計の割合

期待値は, 横の合計（123 もしくは 66）に縦の合計の割合（117/189 もしくは 72/189）を掛けて求めます（図5-10）。

Column

検定手法の選び方

検定手法は, 変数の種類と対応の有無で決まります。
変数には次の 3 種類があります。

変数の種類	意味があるもの	例
名義尺度	違いのみ	性別
順序尺度	順序のみ	満足度やスケール
連続尺度	数値で計算できるもの	身長, 体重

対応の有無とは, 原則的に同じ群を繰り返して測定する場合を「対応のある」といい, 異なる 2 群で測定する場合を「対応のない」といいます。
名義尺度同士の組み合わせはカイ 2 乗検定, 名義尺度と連続尺度の組み合わせは t 検定となります。解析の初心者には, 対応のある t 検定, 対応のない t 検定, 通常のカイ 2 乗検定の 3 種類を覚えるのをお勧めします。

図 5-11　求めた期待値

	A	B	C	D	E
3	実測値				
4		出身		性格	総計
5			1	2	
6		1	75	48	123
7		2	42	24	66
8		総計	117	72	189
9					
10					
11	期待値				
12		出身		性格	総計
13			1	2	
14		1	76.14	46.86	123
15		2	40.86	25.14	66
16		総計	117	72	189
17					

期待値は図 5-11 のようになります。

実際の計算は次のように行います。

$$76.14 = 123 \times \frac{117}{189}$$

$$46.86 = 123 \times \frac{72}{189}$$

$$40.86 = 66 \times \frac{117}{189}$$

$$25.14 = 66 \times \frac{72}{189}$$

　　実測値と期待値の隔たりの合計をカイ 2 乗値とよびます。算出方法は，実測値と期待値で対応するセル同士（左上，右上，左下，右下）の差の 2 乗をとって，期待値で割ります。それらの合計が，カイ 2 乗値になります（図 5-12）。

図 5-12　カイ 2 乗値を求める

	A	B	C	D	E	F	G	H	I	J	K
1											
2											
3	実測値										
4		出身		性格	総計						
5			1	2							
6		1	75	48	123						
7		2	42	24	66						
8		総計	117	72	189						
9											
10											
11	期待値					期待値と実測値の隔たり					
12		出身		性格	総計						
13			1	2					計算式		
14		1	76.14	46.86	123		0.017153578	0.027874564		(C6-C14)^2/C14	(D6-D14)^2/D14
15		2	40.86	25.14	66		0.031968032	0.051948052		(C7-C15)^2/C15	(D7-D15)^2/D15
16		総計	117	72	189						
17						上記合計	0.128944227				SUM(G14:H15)
18						＝カイ2乗値					
19											

CHISQ.DIST.RT 関数の利用

カイ2乗値と自由度[注2] を使えば，CHISQ.DIST.RT 関数でその確率（p値）を求めることができます（図5-13）。

書式：CHISQ.DIST.RT$(x,$自由度$)$

CHISQ.DIST.RT 関数の書式には，次の引数があります。

- x：必ず指定します。分布に代入する値を指定します。
- **自由度**：必ず指定します。自由度を表す数値を指定します。

(Excel2019のヘルプより)

---

n行m列の表で$n>1$，$m>1$の場合，自由度は，$(n-1)\times(m-1)$で求めることができますので，2×2の表の場合，自由度は1となります。

注2) 自由度とは，いくつまでの値がわかれば全体がわかるかという値です。2×2の表の場合は，縦計，横計が決まっているので，1か所の値がわかれば，残りの値はすべてわかりますので，自由度は1となります。

CHISQ.TEST 関数の利用

もう少し簡単にカイ2乗検定をするには CHISQ.TEST 関数が利用でき，同じ結果が得られます（図5-13）。

CHISQ.TEST 関数は手軽にできますが，1つのセルの期待値が5以下となる場合に用いるイェーツ（Yates）の補正[注3] には対応できません。前述のように，自分ですべて計算をするのは煩雑ではありますが，イェーツの補正を適用するのは可能です。詳細は統計の専門書を見てみてください。

注3) カイ2乗検定で，データ数が少ない場合に用いられる補正方法。サンプル数が少ないときに，実際には有意差がないのに有意差があるとの結論を出す可能性があり，期待値が5以下のときから顕著となる。これを補正するのがイェーツの補正である。

書式：CHISQ.TEST(実測値範囲，期待値範囲)

CHISQ.TEST 関数の書式には，次の引数があります。

- **実測値範囲**：必ず指定します。期待値に対する検定の実測値が入力されているデータ範囲を指定します。
- **期待値範囲**：必ず指定します。期待値が入力されているデータ範囲を指定します。実測値と期待値では，行方向の値の合計と列方向の値の合計がそれぞれ等しくなっている必要があります。

(Excel2019のヘルプより)

図5-13 に，CHISQ.DIST.RT 関数と CHISQ.TEST 関数の計算結果と数式を示します。

図5-13　カイ2乗検定の数式表示

	A	B	C	D	E	F	G	H	I	J	K	L	M
1													
2													
3	実測値												
4		出身		性格		総計							
5			1	2									
6		1	75	48	123								
7		2	42	24	66								
8		総計	117	72	189								
9													
10													
11	期待値												
12		出身		性格		総計							
13			1	2									
14		1	76.14	46.86	123		0.017153578	0.027874564					
15		2	40.86	25.14	66		0.031968032	0.051948052					
16		総計	117	72	189								
17							上記合計	0.128944227					
18							＝カイ2乗値						
19													
20							カイ2乗値から計算した（CHISQ.DIST.RT 関数による）p=	0.720		CHISQ.TEST 関数によるp=	0.72		
21								=CHISQ.DIST.RT(H17,1)			=CHISQ.TEST(C6:D7,C14:D15)		
22													

おわりに

　長い間，教員をしていると，データの分析能力が伸びる方には共通点があるのが見えてきます。それは「好奇心」です。自分が集めたデータをもとに，誰もが知らなかった世界に足を踏み入れて，誰も知らないことを知り喜びを感じる。そのような方はどんどん実力をつけていきます。逆に，言われたことしかしない，指示を待っている，あっ，そうなんだ，と言ってすぐに思考停止をする，といった方は苦労をしています。

　本書は筆者が長い間に講義してきた内容と，今まで出版した Excel の本の題材を元に，誰もが医療データを楽に解析できるように作成しました。

　今回の改訂では，画面をすべて Excel 2019 に差し替え，複雑な操作は説明を書き足しました。実際の図表を作るのに便利なノウハウもいくつか書き足しました。この本を改訂した結果，筆者の解析の作業スピードはかなり速くなりました。

　本書で説明した手法を用いて，Excel をデータ集計や解析に活用すれば，医療者のあなたが，涙なしに現場や自分のデータを解析できるようにしたつもりです。本書を用いて，好奇心の旺盛な医療者の方が，少しでも楽にデータを解析できることを願っています。

　最後に本書を発行するにあたり，以前の著書内容の利用をご快諾いただいた羊土社の皆様に感謝いたします。また授業を受講した医学部，看護学部，リハビリテーション学部，体育学部の学生諸君や，一緒にデータ解析をした医療従事者の方々からは多くのアイデアをいただきました。特に私が解析のお手伝いをした国士舘大学大学院救急システム研究科の皆様からは，新しい解析方法のヒントをいただきました。ここに記して感謝の意を表します。

2019 年 12 月
冬の国士舘大学多摩キャンパスにて
田久浩志

索引 INDEX